六指擒龙脉法

俞行 著

人民卫生出版社

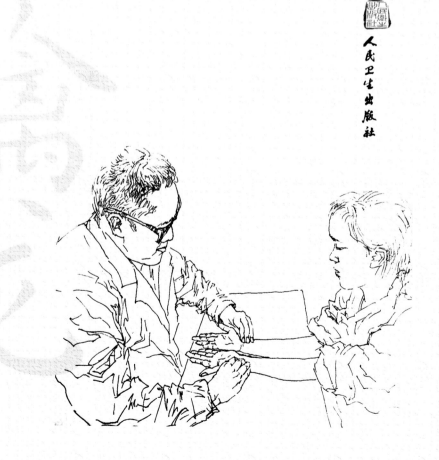

图书在版编目(CIP)数据

六指擒龙脉法/俞行著. —北京：人民卫生出版社，2016
ISBN 978-7-117-22863-3

Ⅰ.①六… Ⅱ.①俞… Ⅲ.①脉诊 Ⅳ.①R241.2

中国版本图书馆 CIP 数据核字(2016)第 148555 号

人卫智网	**www.ipmph.com**	医学教育、学术、考试、健康，
		购书智慧智能综合服务平台
人卫官网	**www.pmph.com**	人卫官方资讯发布平台

六指擒龙脉法

著　　者：俞　行
出版发行：人民卫生出版社（中继线 010-59780011）
地　　址：北京市朝阳区潘家园南里 19 号
邮　　编：100021
E - mail：pmph @ pmph. com
购书热线：010-59787592　010-59787584　010-65264830
印　　刷：三河市博文印刷有限公司
经　　销：新华书店
开　　本：710×1000　1/16　印张：7　插页：2
字　　数：122 千字
版　　次：2016 年 7 月第 1 版　2024 年 5 月第 1 版第 6 次印刷
标准书号：ISBN 978-7-117-22863-3/R · 22864
定　　价：28.00 元

打击盗版举报电话：**010-59787491　E-mail：WQ @ pmph.com**
（凡属印装质量问题请与本社市场营销中心联系退换）

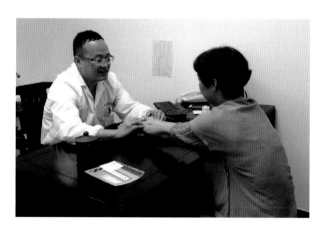

（俞行医师门诊照）

俞行,男,出身中医世家,浙江省新昌县中医院主治中医师,毕业于浙江中医学院中医学专业本科(自学高考),少年时受祖父浙江省名老中医俞岳真教诲甚多,年长后随父俞究经临证多年,中医基础理论扎实,在省级、国家级中医刊物发表论文5篇,近年来留心脉学,独创"六指擒龙"脉法,精于中医内科,旁通中医妇儿科,特别擅长于对咳嗽、哮喘、眩晕、头痛、胃痛、泄泻、便秘、汗证、失眠、恶性肿瘤等病的中医药治疗,对妇女月经不调、胎前产后病中药调理及冬令膏方进补有相当经验 。2015年重新整理祖父遗著《叶方发微》。

自 序

　　余秉承家学,临证忽忽十五年,虽得祖父二辈循循教导,学业却一直无甚长进,静夜研读先祖遗著不得其意,常喟然而叹,不知路在何处。近年来留心脉学,揣摩古今脉诀,略有心得,谓之"六指擒龙脉法",在肝胆病、脾胃病、心肺病、恶性肿瘤病等中实践应用,体会甚多,并在《浙江中医杂志》2014 年 11 月第 49 卷中发表《"六指擒龙脉法"在脾胃病治疗中的应用》,人民卫生出版社陈东枢编辑认为,读余之文,"获益良多,时下脉学式微,曾见医者在诊脉之时,肆言谈笑,仅以诊脉为名,余虽不敏,亦知其非……深研脉法,中医振兴,方克有望",受其鼓舞,鱼雁往返,多次探讨,余便有出脉学专著之意,觉得虽才疏学浅,草创之脉法亦简陋不堪,但只有总结才会提高,这是一个提高自己学术水平的良机。即谢绝人事,独处斗室,整理平时留存之脉案和心得,昼夜奋战,合成整稿。

　　书分上下二卷,上卷为余在脉法上的一些粗浅探索和在杂病诊治中的应用体会,下卷为近年来一些验案选录并附一些常见病诊治心得与方剂,至于一些典型病例,则放入上卷诸病体会中,只有密切结合实案,脉理分析才会丝丝入扣,惟叙述随心,读来较为凌乱,请读者见谅。

　　祖国脉学,浩瀚博大,神州大地,龙卧虎藏,此书,仅沧海一粟耳,敬请海内高明不吝赐教。

　　本书整理过程中天津中医药大学杨天虹同学助余电脑录入,好友潘铁平先生为拙作制图,在此谨致谢意。

俞　行

2015 年 2 月 18 日除夕夜于满损斋

目 录

上卷　脉法浅探及应用体会

下卷 医案选录

上卷 脉法浅探及应用体会

一、论　　脉

脉属奇恒之腑,生于皮肉之下、筋骨之间、脏腑之外,赖血以充,赖气以行,贯通一身上下左右,是人体内与外的重要连接系统,其内连脏腑,外达肌表,运行气血,环流不休。人体与自然界相应,人的脉道气血随四季气候、地理环境、日月昼夜变化会产生变化,如冬去春到、寒来暑往,产生春弦、夏洪、秋毛、冬石四季脉象;东南沿海低洼之地,其民脉象必以滑软为多,西北高原干燥之域,其人脉象又常以涩硬为众;至于白昼阳气旺盛,脉道气血偏向于肌表,故易于探求,夜晚阴寒逼人,脉道气血偏向于里,把脉时又需加大指力,这是一定之理。

红尘中凡人患疾,千般疾难,不出四条,曰外感六淫、饮食(饮食从口入胃,自外而来,我认为应划入外感病范围,与古今常规定论相左),曰内伤七情、劳欲。风寒暑燥湿火等异气侵袭皮表,震动脉管,脉为之变,如热灼血脉,使血液流动加快、脉搏节律增强,故脉必数;寒凝脉道,使血流变缓、脉搏节律及次数减少,故脉必迟;风邪犯肌,卫阳奋起抗邪于外,故其脉浮。内伤七情,怒则气上,喜则气缓,悲则气消,恐则气下,惊则气乱,思则气结,从而影响到五脏六腑之气机,使之气血功能紊乱,从内至外触动血脉,脉亦为之而变,如怒气伤肝,按其脉管多硬(弦);郁郁寡欢,肝气郁结,探其脉管多涩滞;恐惧伤肾,求其脉多入骨难觅,当情绪逐渐恢复平静,脉象亦会慢慢恢复正常;而劳则气散,不论劳心劳力,过度损耗真气其脉必然无力;古今往来,贪欲无涯,色心难填,蛇身焉能吞象? 拔尽人身真阴,致血脉亏枯,至死方休,功名富贵,斗角钩心,脉乱如麻,谦谦君子,可不慎乎? 四体不勤,安稳少动,逸则气滞,气血失活,脉象多艰涩难行。而饮食从外入胃,游溢精气,上输于脾肺,通调至全身四肢百骸,其糟粕又下入于小肠、大肠,经魄门而出,饮食自倍,致饮料食物阻滞于胃肠,腑气不通,鼓动于血脉,其脉必现圆滑有力之象;而过饥不食,营养不足,仓廪空虚,粮道既断,血脉之源头不足,其脉象必现虚弱无力,迁延久长,脾虚及肾,脉管就算重按至骨亦无定踪,饮食虽在体内伤及脾胃脏腑,但从病因而言,终是从外而入,故还是应并入外感病类。

以上不管是外感还是内伤,都自有体系与血脉相连感应,《素问·经脉别

2

论》有云："人之居处、动静、勇怯，脉亦为之变乎……凡人之惊恐、恚劳、动静，皆为变也"，有心者只要在临证中不断静心去体会脉象，相信一定会有很多感触。

人两手桡骨茎突寸口桡动脉处为"脉之大会"，属手太阴肺经，为气血循环起始之处，脉气流注肺而总会于寸口，故五脏六腑之盛衰，营卫气血之盈亏，均可直接从寸口脉象上反映出来，且寸口脉位置表浅，其脉气感触极为灵敏，便于医者诊按，故千年以来，医家诊脉，莫不以寸口脉为主。寸口脉象也确实能够全面反映人体脏腑、气血、阴阳的综合信息。如患者身材高大医者瘦小，寸口脉布指宜稀疏，患者身材矮小医者壮硕则布指宜紧密，这样才能更好地抓到寸口脉的脉体。

至于诊脉时间，本人认为一般至少需要 3 分钟以上，指下才有所得，手未离脉前，建议医者不要问诊察舌，也请病患闭口不言为妙，以免影响脉象真假。整个切脉过程，要从容不迫，严肃认真，切不可草率随意按触，疑难病例心中无定，仔细诊脉 5 分钟以上又有何不可？医者仔细认真，病家更是欢喜信任，正如仲圣在《伤寒论·序》中所说："动数发息，不满五十，短期未知决诊，九候曾无仿佛……夫欲视死别生，实为难矣！"

近百年来科技日新月异，现代医学新技术新项目层出不穷，许多同道对中医脉诊这一古老技术已越来越不够重视，甚至有人认为可有可无，当然更无深研之心，诊病之时，手持病腕，全不知寸口分部，按寸不及尺，按关不及寸，肆意谈笑，指下全无神意灌注其中，要想以脉测证，实在很难。噫！道心已失，脉诊仅沦为摆设而已，悲哀至极。亦有人过度夸大脉诊神奇，门诊既不问诊，也不察舌，诊脉毕即处方给药，患者诉说病情，或有疑问，顿露不悦之色，甚至一按脉便曰"肝脏肿瘤""胃中息肉"，以炫奇取宠，既有如此水平，要现代"B超""CT"何用？古人创立脉诊，本为探察人体寒热虚实真假、脏腑功能气血紊乱之病机，很朴素的一门学问，却被一些人搞得玄奥难测，而社会有很多人偏偏好这一口，我在中医门诊时就经常有人来考脉诊水平，问诊绝然不语，双手一摊，要求诊脉，表示脉诊对了，就服你药，一有偏颇，掉头就走，让人哭笑不得，医者能医人病，却不能医其心，可叹！

以上医者极左极右这两种对脉诊的态度，我认为均是对病人相当不负责任，是对中医学瑰宝——脉学的亵渎，对个人学术提高更无半点好处，真正的脉学实际上是极其朴素和实用的一门学科，我们应该努力继承和发扬，于国于民于己都会有莫大好处。

诊脉时我们要全神贯注，凝心于医者手指与病人寸口之间，以神会神，仔细去体会指下脉管细微变化。由于六淫骤然从外侵犯机体，脉象一定会随着外部环境而改变较快，常使脉无定体，变化迅捷，但舌苔短时间内却变化不大，故"外感重舌"；喜怒忧思悲恐惊及劳欲内伤脏腑，其脉象变化在一段时间内较为稳定，故"内伤重脉"，"外感重舌，内伤重脉"这两个"重"字是重视的意思，并不是说完全舍弃舌与脉任何一方，许多复杂疾病病程较长，往往外感与内伤交结缠绵，已难分彼此，更宜舌脉并重，四诊合参，才能做到识真烛奸，病无遁形。

　　临证中，脉理需要我们去深究，四诊更是不可偏废，术至于细，才能精深。

二、六指擒龙脉法

（一）起手

传统脉诊，诊一手换一手，学验俱丰之士固然心中有数，我等涉医不深之辈则诊一手忘一手，诊一脉忘一脉，实在心中无底，指下难明。鉴于此，我在临证中双手六指共下，擒住病者左右双手共参（见示意图 1），嘱病者对案而坐，诊间之桌不要太宽，三尺足矣，可以拉近与病人之间距离，易于感受病人之气息（现今中医诊室大搞复古，桌子雕花宽大，美是美矣，于诊脉却不甚合）；让病人双手平伸手心向上翻覆于脉枕之上，掌面摊开，手指自然放松垂下，坐姿要适当，以保证双手与心脏同一水平，手表及腕部饰物一定要完全拿掉，衬衫袖扣要解开，冬天大衣要脱掉，一定要宽松裸露寸关尺三部完整肌肤；医者需平心静气，以双手食、中、无名指六指齐下，按住病人双手寸口，以左手三指探查病人右手之脉，以右手三指探查病人左手之脉（人之食、中、无名指感觉灵敏，拇、小二指感觉较差），先以双手中指寻到病人双手桡骨高骨以定关部，再以双手食、无名两指分别定寸、尺部，心中意念如手捧莲花，六指盛开，以指力浮沉细心按求，抓着脉体之后可闭目凝神，以体会病人之寒热虚实表里，病之在脏在腑，待得心中有数，脉管离指，才许问诊望色，切切不可未得脉体，便忙于察舌询病，徒乱心神，一把住脉，我们的意念心神就应当俱在六指之中，由于双手齐下，指力分布可以更加均匀，并可以随时调整，使六部脉能够从容相互比较，如体会某一二部脉特殊之处，可其余四五指均翘起离脉，特别单用一指或二指探察此处脉象。在很多病例中，特别是一些疑难病案，病机繁杂，真假难辨，证、舌、脉三相矛盾，此时，自古就有"内伤疑难从脉"之说，六脉双手共参，层层剥茧，许多疑惑可能豁然开朗，取名"六指擒龙"，即是医者以神存于六指之间，擒住病之真机之意。

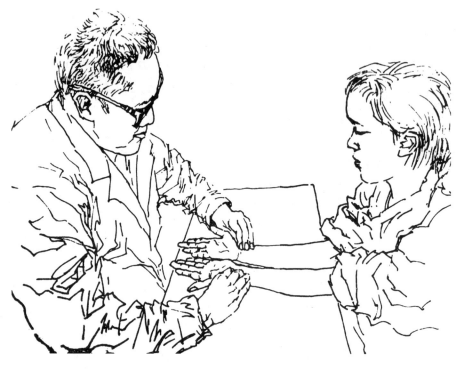

图 1　双手共参

（二）六脉定位

欲明五脏六腑与脉之联系,必先明寸口脉之分候何脏何腑。没有寸口六部脉之规范定位,把脉心中将全无根脚,所以六脉定位在学习脉法中一直是重中之重,试问:"君升岱岳、诣扶桑,无径舟之便,会是何等艰苦。"

古今脉诀五脏寸关尺分部基本无异议,左手寸、关、尺对应为心、肝、左肾;右手寸、关、尺对应为肺、脾、右肾,由于五脏位置较深,故诊脏脉时宜用力较重,有时甚至按至筋骨才能体会到脏之脉象,故"沉取"应脏,而六腑位置相对于五脏较浅,故诊腑脉时以较轻指力按在寸口脉搏动部位即可感受到,故"浮取"应腑。其中左右手二关脉浮取为胆胃二腑已成定识,无须再辨,而两寸两尺腑脉分部却千古争论不休。《难经》《脉经》载左右二寸对应为小、大二肠,左尺均对应为膀胱,右尺部《难经》对应为命门,《脉经》对应为三焦,至明代《景岳全书》左右二寸改为心包络、膻中,将大、小肠移入尺部,后清代《医宗金鉴》又将膻中移至左寸,右寸改为胸中,大、小肠亦移入尺部,但左右位置对调。众说纷纭,乱人耳目,一时让有心学脉者不知何去何从。我在初学脉时就被这个问题搞得头脑一片糊涂,把脉时在两寸两尺间幻象四起,先贤之说,不知应该遵谁? 后来读到清·周学霆《三指禅》中曰:"琥珀拾芥,悬空亦起,磁石吸铁,隔碍潜通,而何论大小肠之在下,心肺之在上乎?"不禁恍然而悟,五脏六腑与寸口脉自有体系相连感应,又怎能古板上下机械定位,难道《内经》"上竟上""下竟下"之说我们就不能怀疑吗? 高阳生伪诀之名可以洗脱矣! 我在临证中就宗周氏之说,依其分部而行,左关肝胆与右关脾胃木土互较,左尺肾膀胱与右尺肾命门水火共济,左寸心小肠与右寸肺大肠血气相对,其中两寸心肺二肠为上焦,两关肝胆脾胃为中焦,两尺双肾膀胱为下焦,五脏六腑俱已缩小摆入寸口脉中,让医者稳稳去把探,真是妙哉!

不久我又发现了问题,如此定位,大小肠配肺心,胆胃配肝脾,膀胱配左肾(水),均为脏腑表里相属,合情合理,而命门配右肾(火),似乎又于理欠妥,《难经·三十九难》云:"其左为肾,右为命门,命门者,诸精神之所舍也,男子以藏精,女子以系胞,其气与肾通",命门是人体生命的根本,是维持生命和繁衍后代的门户,故称"命门","男子藏精,女子系胞"说明人体的生殖机能皆在于命门,所以男子睾丸女子卵巢均应属命门范畴,男子命门(睾丸)显露在外,借输精管与前列腺相通相表里,女子命门(卵巢)藏于体内,以输卵管为管道与子宫相通相表里,"其气与肾通",说明实际上命门即是右肾,两者一气相通,右尺部沉取应脏为右肾(命门),男为睾丸女为卵巢,内寄真火(生命之火),浮取应腑为(男)前列腺(女)子宫。右尺部,现代谓生殖系统是也,至此不禁疑虑尽消;左尺部沉取应脏为左肾,内寄真水(生命之水),浮取应腑为膀胱,此部现代谓泌尿系统是也,取两关部脉得肝胆脾胃之气,现代谓消化系统是也,两寸部沉取得心肺之脉,现代谓循环、呼吸系统是也,与大小二肠互为表里;相信大家看了以下我梳理出的示意图 2,心中更会了然。

(三)六部脉生克

世上万事万物都不是静止的,而是在不断相生、相克中平衡发展,古人很早就把五行生克理论用于脉诊之中,寸口六部脉以相生、相克维持体内脏腑生理平衡,肾为水火之脏,右肾龙雷相火藏于左肾水脏之中,正常从来都不外露。下面我就从右尺部右肾命门之火开始,根据六脉相生示意图(图 3,以实线箭头表示相生)来分析寸口六部脉相生情况。右尺部应脏为右肾、命门(男为睾丸,女为卵巢),应腑男为前列腺女为子宫,实线箭头垂直向上从右尺部指向右关部(应脏腑为脾胃,五行属土),此为少火生土;实线箭头再从右关部垂直向上指向右寸部(应脏腑为肺大肠,五行属金),此为土生金;实线箭头再从右寸

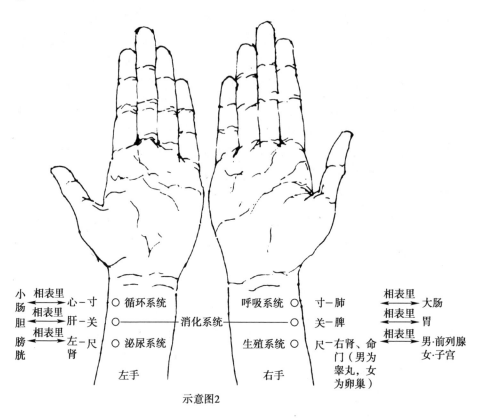

示意图2

图2 六脉定位

部倾斜向左向下指向左尺部（应脏腑为左肾膀胱，五行属水），此为金生水；实线箭头再从左尺部垂直上升指向左关部（应脏腑为肝胆，五行属木），此为水生木；实线箭头再从左关部垂直上升指向左寸部（应脏腑为心小肠，五行属火），此为木生火；左寸部（君火、心火）与右尺部（龙雷之火、肾火）以一双向实线箭头相连，说明两者虽火之性质绝不相同，但同性相吸相生相激，六部脉五行相生大致如此。至于六部脉五行相克，我根据六脉相克示意图（图4，以虚线表示相克）来分析，左寸部（应脏腑为心小肠，五行属火）虚线箭头平行向右指向右寸部（应脏腑为肺大肠，五行属金），此为火克金；右寸部虚线箭头倾斜向左下指向左关部（应脏腑为肝胆，五行属木），此为金克木；左关部虚线箭头平行指向右关部（应脏腑为脾胃，五行属土），此为木克土；右关部虚线箭头向左下倾斜指向左尺部（应脏腑为左肾、膀胱，五行属水），此为土克水；而在左尺部虚线箭头分二支，一支反逆垂直向上指向左寸部，为水克君火，另一支平行指向右尺部，为水克龙雷相火，属肾内部水火相克，王太仆"壮水之主，以制阳光"，

8

即是此意。

相信大家被我这般推演一番，大多眼花头昏，但这生克之道用于临证却极为实用，能明此六部脉生克顺逆，细心把探寸口，可以轻易推求脏腑病机变化，从左右双手脉纵向来看，相生为多，从横向来看，相克为多，六指齐下，纵生横克互为比较，一胜则一负，一负则一胜，水火间，木土间，火金间，自有生克规律潜在，中医临床常用治法如培土生金法、补火生土法、滋水涵木法、金水相生法、疏肝和胃法等无不从此脏腑生克关系中化出。

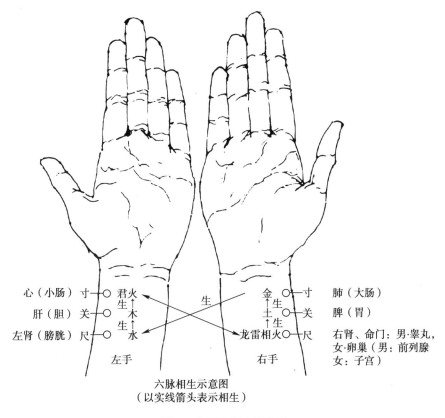

六脉相生示意图
（以实线箭头表示相生）

图3　六部脉相生示意图

（四）脉气

"气"是自然界一种特殊的无形物质，天气降为雨，地气升为云，寒热温凉，气化得宜，变为春夏秋冬四季。气实际上是主宰这个世界的一只无形大手，人体内之气升降出入运行不息，调控与维持人体的生命过程，而血是循行于脉管中的红色可见有形液体，脉管充盈有赖此物，但血液运行走窜四肢百骸却赖于

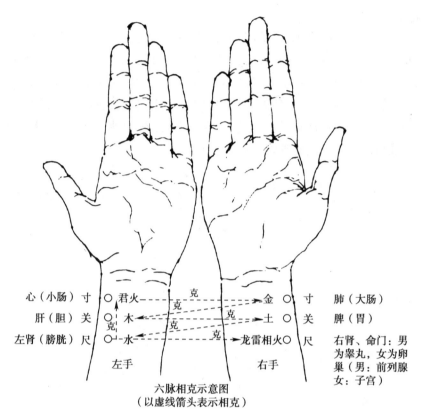

心（小肠）寸 ○君火 --- 克 --- → 金○ 寸 肺（大肠）
肝（胆）关 ○木 --- 克 --- → 土○ 关 脾（胃）
左肾（膀胱）尺 ○水 --- 克 --- → 龙雷相火○ 尺 右肾、命门：男
　　　　　　　　　　　　　　　　　　　　　　为睾丸，女为卵
　　左手　　　　　　右手　　　　　　巢（男：前列腺
　　　　　　　　　　　　　　　　　　　　女：子宫）

六脉相克示意图
（以虚线箭头表示相克）

图4 六部脉相克示意图

脉管中之气推动以濡养全身，这个脉管中所布之气就是"脉气"，而双手寸口脉三部为十二经脉脉气交会聚集之处，寸口所在脉气最盛、位置表浅，故以此六指齐下，指腹感受脉气必然最为明显。多诊识脉，医者指腹对脉气的这种感觉，只有通过在病人身上的反复实践，不断用六指指腹去感知正常脉象与诸多异常脉象，不断总结、积累、提高，才能指下明白、心中领会，而初学脉时往往对脉象的感受体会只停留在书本知识，就算诸多脉诀倒背如流，指下如果得不到脉气，也是无用。实践中就算临床老将，如果久疏战阵，指腹得脉气的感觉也必定日渐衰退，所以需要我们得脉气者平时保持良好指下感觉，爱护双手，少干粗活，听闻山东中医妇科大家王云铭老先生平时生活中无论寒暑长期戴手套以保护手感，也不失为一个好办法。

　　我在门诊中以如前所述六指擒龙手法诊脉，六指齐下在触及病人寸口脉之后，往往先以两中指沉按定关部，得肝脾二脏之脉气，然后两食指与无名指同时沉按，取得关前为寸部关后为尺部，得心肺两肾命门之脉气。五脏脉气既得,双手六指同时平均卸力变沉按为浮取,根据六腑分部得胆、胃、大小肠、膀胱、女子宫(男前列腺)之脉气。浸淫其中多年,往往弹指一挥间,五脏六腑之脉气尽在我六指掌握中,先得脉气,这是诊脉基本功,其中没有捷径,勤学苦练,多诊善思,心手感应,自会"得脉气"。

(五)略谈双手诊脉法与传统单手诊脉法的比较

脉理精微,其体难明,但微妙在脉,又不可不察,学习脉诊是每一个中医人必须要经过的一个关。我在初入医门之时,父亲在门诊手把手一板一眼教我传统单手诊脉法,用右手(惯用手)食、中、无名三指先探病人右手寸关尺三部,诊毕,用同样三指再诊病人左手寸关尺三部,父亲教导我要根据寸口分部勤学苦练,不断总结,多诊识脉,自会提高,碰到典型脉象,常让我走到他的身前,去仔细体会病人脉象,并谈到他的一些感受,由于当时学验俱薄,也体会不到什么精义,只是对浮、沉、迟、数、有力、无力脉大致有点感觉。独立应诊后,在临证求脉之时困惑不断,有时脉诊反为摆设,过过场子便下笔开方,虽然诊暇常常复习脉诊知识,却被书中诸多病脉搞得一片茫然,诊脉指下更是幻象四起,一会儿觉得指下是什么病脉,一会儿又觉得指下是什么病脉,伏牢不分,芤革难断,有时干脆舍脉从症舌,这样的情况持续了很长一段时间。

有一年儒峿镇一个叔辈长者(长期在广西柳州开发房地产)回家乡过年,来医院闲坐谈起柳州市中医院有个老中医专以双手同时把脉很出名,他因身体不适去门诊看过几次,脉准药灵,希望我临床上可以借鉴,并做一番双手把脉姿势给我看,这马上激起了我的兴趣,立即便在门诊中试用双手诊脉法,从一开始的稚嫩摸索,到一个个脉案积累,我夜间广读古今脉学著作,并系统总结双手六脉定位分部、生克脉机,随着经验渐丰,越发体会到双手诊脉法的妙处与传统单手诊脉法的不足。

传统单手诊脉法,如医者以右手食、中、无名三指取病人左手寸关尺三部,其指腹指目都是向着病人左手桡侧探求脉象,当病人左手脉象诊完,医者往往用右手食、中、无名三指再诊病人右手寸关尺三部,其指腹指目都是向着病人右手尺侧探求脉象,个人体会,双手寸口脉三部都是偏向于桡一侧,医者指腹指目当以偏向桡侧才能真正灵敏扪及寸关尺三部脉管搏动,如果一手偏桡侧一手偏尺侧,得到的脉象信息便不稳定,而脉法幽微,有时往往难差分毫;而双手诊脉法六指共下诊脉,医者双手食、中、无名指罩向病人双手寸口脉固定分部位置,双手指腹指目都是向着病人双手桡侧,所以双手诊脉法得到的脉象信息一定比传统单手诊脉来的准确、稳定。还有六指齐下,相同手指相同力度,

11

在病人双手寸口六部间仔细搜察，五脏六腑太过不及之病脉，在何脏何腑，为何种病理性质，自然无可遁逃。传统单手诊脉，再诊另一手脉象之时需默记前一手之脉象，以便心中比较，如病机复杂，心下顿乱，如何比对？其准确性与全面性实在不如双手诊脉法，自从浸淫双手诊脉法日久，我的体会就越加深刻，疾病损伤往往不止一脏一腑，常常需要左右双手脏腑分部共参，如肝气犯脾，左关脉太过，右关脉不及，左木乘右土，又如心脾两虚，左寸心脉与右关脾脉均不及，这时往往需要医者把病人左右双手分部病脉互为比对，这时传统单手诊脉法弊端显露无疑，而双手诊脉法却更为科学、全面。

现代中医要发展，需要继承，更要打破常规定势，善于创新。据我了解，如今海内应用双手诊脉法诊病者不乏其人，但一直无人对其脉理诊法进行全面系统整理，我觉得双手诊脉法是在传统单手诊脉法基础上的一种进步，我们应该在双手诊脉法的脉理脉机及分部上加以探索，不断完善和推广，以造福于广大群众。当然对于一些特殊病人，如躺在病床上无法坐起的会诊病人，还是只能进行传统单手脉诊。

三、十纲脉

人生天地间,阴平阳秘,脏腑和调,则疾不加身,探其脉如春风拂面,和缓从容,不浮不沉,不快不慢,尺部有根,一息四五至,此为平脉,健康人之脉象也。余以为其"和缓"两字,最为紧要,以此权度诸病之脉,可了如指掌。人体一切病理变化、正邪斗争致血脉异常波动产生的有别于平脉的脉象,称之为病脉;历代医家对此有深入研究,从《黄帝内经》21 种病脉,到李濒湖 27 种,再到近代分浮、沉、迟、数、洪、细、虚、实、滑、涩、弦、紧、结、代、促、长、短、缓、濡、弱、微、散、芤、伏、牢、革、动、疾等 28 种病脉,越分越细,越分越杂,由于其中相似脉很多,初学者常有望洋之叹,无从下手。在十余年实践历练中,我逐渐体会到入门学脉"宜简不宜繁""宜粗不宜细",尽管病脉种类繁多,但诸病脉之变化均在脉位、脉搏快慢、搏动力度、脉流利度、脉体软硬度五个要素中而已,只要重点掌握这几个点,把诸多病脉缩定为浮、沉、迟、数、有力、无力、滑、涩、软、硬 10 个提纲脉,不论脉象千变,亦心中有数。现分述如下:

(一)浮脉

1. 特点

血脉搏动位于皮下较浅表的部位,轻按即得,重按指下脉感减退,形象描述为"如水漂木,轻取即有",故曰浮脉,多见于外感表证。

2. 脉机

所谓脉机就是脉象的病理变化机理。浮脉之脉机主要为两个方面,最常见一方面为六淫之首风邪夹热寒或带燥湿侵犯人体,致风寒、风热、风湿、风燥袭表,风性轻扬,带邪直入毛窍,体内卫阳迅速做出反应,使人体气血趋向于肌表防御,脉气鼓动于外,从而出现轻手可得之浮脉。风为六淫统帅,单纯进犯绝少,一般以携他邪共进为多,所以外感病中单纯出现浮脉很少。如风寒袭肌,寒性收引,脉道拘急,故浮紧(紧为指下有收引感);风热袭表,热性奔腾,得风煽动更烈,血管中血流顿急,脉搏次数加快,故脉浮数;风湿入体,湿邪借风开道侵脉,如油入面,使脉体充盈润滑,其脉必现浮滑走利之象;风燥伤人,虽以口鼻空窍为主,但全身肌皮无不累及,燥胜则干,使血脉内津液干涸,脉体因此枯瘪,故脉浮涩难行。另一方面,内伤病体虚,虚阳外越,震动脉管,病情危重,亦可探及浮脉,但浮而重按无力,两尺部无根柢,若以外感论治,误矣。而瘦人皮薄探及浮脉,夏秋脉象偏浮于外,此又不属病脉范围。

（二）沉脉

1. 特点

血脉搏动位于肌肉之下,深达筋骨,惟有重按至筋骨间才能体会到脉管搏动,指力太轻根本无法感受到,形象描述为"如石沉水,重按始得",故曰沉脉,多见于内伤里证。

2. 脉机

与浮脉一样,外感内伤均可致沉脉,但沉脉以内伤里证为主。久病脏腑虚损,气血不足,无力升举鼓动血脉,脉沉而无力;邪气亢盛,正气未衰,相争于里,气滞、血瘀、痰阻、毒结体内,不能鼓动脉气于外,其脉必现沉而有力之象;至于外感病邪入里直中脏腑,脉显沉象,此乃重症,也需知晓。而肥人肉丰扪及沉脉,冬春脉象敛收于里偏沉,此又为正常现象。

（三）迟脉

1. 特点

血脉搏动频率小于正常脉率,每分钟脉搏小于 60 次以下,至数一息不及四至,形象指述为"一息三至,来去缓慢",多见于寒证。

2. 脉机

寒邪从外侵袭肌表,影响到脉管内气血,血得寒则凝,致血流不畅、心动迟缓,故脉来迟慢,曰迟脉。若风淫推波助浪,吹开玄府,卫阳外御,则必兼浮脉。如果内伤脏腑,寒从内生,则从内引动脉管,阴寒内盛,凝结血脉,体内正气尚强,正邪争斗于内,则脉迟而有力;而脾肾阳虚,心阳不振,无力鼓动气血,则脉来必迟而无力。另外需要注意的是,有些脏腑内热病人,肠管内糟粕与邪热结为燥屎,腑气不通,气血运行受阻,阳极生阴,其脉反现迟而有力之象,若心中认定迟脉一概是寒证,不辨真假,据脉下药,桂附入肚,阳盛立毙。

（四）数脉

1. 特点

血脉搏动频率较正常为快，每分钟脉搏大于 100 次以上，一息可达六至，形象描述为"一息六至，来去匆匆"，多见于热证。

2. 脉机

釜中之水，加热沸腾，脉内血流，逢火奔流，无论外感火热、暑邪袭皮入肉，触动脉管，还是脏腑内热亢盛，外逼脉道，脉内气血得鼓动如滔滔江水加速运行，其脉必数而有力；病程迁延，体内阴液耗伤，阴虚生内热，使气血运行亦快，但由于体液亏少不能充满脉管致脉体枯瘪，故其脉数且细无力。

另，临床上常见一些阴盛阳衰的心力衰竭病人，由于要勉强满足机体各部之气血需要，心脏极力搏动行之，就算心肌代偿肥大也在所不惜，心动加快，脉率增速，虽是阴寒之证，但阴极生阳，脉转为数，细按之下，数兼无力，《景岳全书》谓："数脉之病，惟损最多"，诚不欺我。

（五）有力脉

1. 特点

血脉搏动力量强而有力，脉管宽大，血脉充盈，寸关尺部按之有力量，形象描述为："脉道宽盈，按之有力"，多见于实证。

2. 脉机

凡是正气不虚之人，不管邪气从外入侵还是脏腑内生，正邪剧烈相峙，气血壅盛，鼓动血脉，使脉体宽大坚满，搏动有力，其脉来充实，指下有明显力量感，故曰有力脉。如为长病虚弱之人，其脉反现有力之象，"至虚有盛候"，非佳兆也。

（六）无力脉

1. 特点

血脉搏动力量较弱，寸关尺部按之无力，脉管松弛，脉道窄小，形象描述为"按之空虚，应指无力"，多见于虚证。

2. 脉机

无力脉在气血两虚及脏腑虚损之人常可探及，"气为血之帅"，气虚不足以运送血液，而血虚或脏腑亏虚致使脉管本身空乏，根本无液可运，顿时心脏搏动力量减弱，验之于脉，现无力之脉象，称无力脉。

（七）滑脉

1. 特点

指下脉搏圆滑流利,脉体宽大,往来之间有一种从尺部向寸部回旋滚动的感觉,形象描述为"往来流利,如珠走盘",多见于湿、痰及饮食内停之证。

2. 脉机

不论外湿侵体、饮食入胃,还是脾失运化内生痰湿,同属阴性的病理产物,所以湿、痰、饮三歧一源也,只是变化性状不同而已,阴邪壅盛,气实血充,脉管搏动畅通,故脉来流利无阻挡感,称之为滑脉。《素问·脉要精微论》云:"滑者,阴气有余也",如夹有热邪,致湿热、痰热、食热者,血脉内血流加快,脉搏增强,其脉滑数有力。

妊娠之妇,营卫比平时充实很多,血液下流滋养胎儿,故经停脉滑;妇人经前期气血渐旺,肝主疏泄,故左关肝部脉常滑;而长夏湿气最盛,脉亦偏滑,此三者均为正常生理现象。

（八）涩脉

1. 特点

血脉搏动往来不流利,指下有艰涩难行之感觉,脉管短小,形象描述为:"脉来艰涩,如刀刮竹",多见于燥证、血瘀证。

2. 脉机

暑去秋来,湿渐去燥渐盛,燥邪虽为秋邪,我认为其实燥邪真正到达顶峰却在冬季,与长夏之湿相对,"水落而石出者,冬也",天人相应,人体也是如此。外燥袭脉,使脉管内血流顿失滔滔,体内精血耗伤,津液亏损,则使脉道失润不畅,"燥胜则干",内外相引,使脉管中血液枯竭,血流艰涩难行,故无论内燥、外燥,其脉必涩,燥证主涩脉。而各种原因引起的血瘀证,使脉管内血液循行迟缓不畅,脉道应指有阻滞感,也为涩脉。临证中涩脉常与滑脉相对,只要掌握了流利如珠的滑脉,体会到截然相反很不圆滑流通的涩脉自会心指间生出感应。

（九）硬脉

1. 特点

实际上就是弦脉,脉管较硬而长,切脉时挺然指下,直起直落,很容易感知,形象描述为:"如按琴弦,应指坚挺",多见于肝气亢盛、疼痛、惊吓等证。

2. 脉机

实际上硬脉为有力脉太过，脉体坚挺，如按琴弦，俗称"弦脉"，性格外向刚强之人，肝气旺盛，怒则气上，其脉必硬(弦)，或情志不遂，肝气郁结，气机阻滞脉管，使脉道拘急收缩，亦可现硬脉；或大寒之气逼肌、冰凉之物入胃，伤及心脉、胃肠，寒主收引，脉管及胃肠痉挛不已，致心痛、胃痛、腹痛，其脉必现弦硬之象，故诸痛主硬脉；而骤受惊吓，肝失条达，脉管紧张，其脉亦可现弦硬之象。

老年人血管壁逐渐硬化，脉略硬也为正常，但刚性易折，老人脉宁滑勿硬，笔者发现，脉略滑的老人多长寿。

（十）软脉

1. 特点

脉管应指软绵绵，无着力点，血脉搏动力度较弱，脉体短小，形象描述为："如探棉花，指下松软"，主脾虚湿盛之证。

2. 脉机

如果说硬脉为肝亢百炼钢，那么软脉就是脾虚绕指柔，性格内向懦弱之人，脾气常弱，一有七情之忧、饮食之伤、六淫之侵，运化失职，气血无生化之源，血脉气血减少，脉体萎缩，另一方面，脾失消磨之力，致体内湿痰丛生，滞留中焦，故气血虽弱，但得身中病理产物(内湿、内痰)滋润，脉道尚通畅流利，可扪及柔软之脉，曰软脉。软脉主脾虚湿盛(痰盛)证，临诊中扪及软脉，脾虚中必夹有痰湿，单纯脾虚证则以无力脉为多，这是我多年的体会。软脉与滑脉由于感觉较近常常容易混淆，我的鉴别经验是滑脉感觉为往来流利，脉体比较圆润丰满，而软脉为无力脉中带有一丝丝流利之感，脉体扪到指上，全无骨架感，像一摊糊不上墙的烂泥，无处着力。

人无纲常，社会混乱；脉无提纲，切脉无底，十纲脉清，心中了然，浮沉分表里，迟数明寒热，有力无力辨虚实，滑涩分湿燥，硬软明刚柔，知此寒热、虚实、表里、燥湿、刚柔，任凭疾病千变万化，也指下能明。而十纲统百脉，各提纲脉下皆有从属之脉，如芤、革可归入浮脉下，伏、牢可归入沉脉下，疾、促可归入数脉下，结、缓可归入迟脉下，虚、细、微可归入无力脉下，洪、实、大可归入有力脉下，紧归入硬脉下，濡、弱归入软脉下……诸病之脉以十纲脉为宗，待十纲病脉烂熟于胸，再以粗返细，纲举目张，细细去研究 28 种病脉中其他各脉，因有十纲在心，自然事半功倍。

为便于初学者诵记，熟悉此十纲病脉，我参考古今脉籍，抓住其最重要的特征，汇成十纲脉口诀，特记录在下。

17

十 纲 脉 诀

①浮脉诀:如水漂木,轻取即有。

②沉脉诀:如石沉水,重按始得。

③迟脉诀:一息三至,来去缓慢。

④数脉诀:一息六至,来去匆匆。

⑤无力脉诀:按之空虚,应指无力。

⑥有力脉诀:脉道宽盈,按之有力。

⑦滑脉诀:往来流利,如珠走盘。

⑧涩脉诀:脉来艰涩,如刀刮竹。

⑨硬脉诀:如按琴弦,应指坚挺。

⑩软脉诀:如探棉花,指下松软。

四、六脉分部遵与舍

内伤脏腑杂病,损伤之脏腑必然通过经脉感应到与之相连之寸口相应分部处,产生病脉,如肺、大肠伤传及右寸部,心、小肠伤传及左寸部,脾、胃伤传及右关部,肝、胆伤传及左关部,肾水、膀胱伤传及左尺部,命门(男睾丸、女卵巢)、子宫(男为前列腺)伤传及右尺部,在门诊中我们只要细心,六指齐下,探查寸口六部脉,五脏六腑之损伤总是有迹可循,可在相应脏腑分部中扪及病变异脉,像肺热炽盛,右寸沉按可得数而有力之脉;寒湿蕴脾,右关沉按迟滑有力;湿热犯胃,右关部轻按滑数有力;肝胆湿热,右关部轻取重按均为滑数有力;肾水不足,不能制火,其左尺部沉按必数而无力;命门火衰,浊阴泛滥,其右尺部沉按必迟而无力;右关部重按得绵软之脉,定是脾虚湿盛之证,左关部重按得硬挺之脉,必有肝郁痛惊之忧;以上种种已在上章十纲脉中述及,便不再细释。

平常健康之人六脉平正和缓,骤犯外界六淫、频受寒热饮食,脉亦为之而变,但如受之较轻,加之平日身体强壮,"正气存内,邪不可干",其肺、胃及其他脏腑尚未受其影响,这时所现之病脉绝不可以从杂病六脉脏腑分部这样来分析脉理,至于平时脏腑素虚之人,本身寸口上就可以探及脏腑虚损病脉,突遇六淫、饮食外邪冲击,"邪之所凑,其气必虚",内外交困,本来的脏腑病脉一定受外界病邪影响而变化不已。温病学派认为温邪上受,从口鼻而入,顺流而下,首先犯肺,顺传于胃,逆传心包;风寒袭体,从肌表而入,自上而下,循经内传脏腑。根据自己多年的临证体会,我却认识到实际上寒温二邪从清空中侵袭人体,肺、胃、肌表三者皆伤,不但口鼻,身体所有开口于外的孔窍都会受其损伤。君不见风寒感冒者,不但皮毛受到风寒攻击而头痛、恶寒,口鼻黏膜也受其损伤致鼻塞流清涕。而六淫中又非止寒热之邪,如温燥二邪也会从天地间侵袭人体,夏季湿重,不但皮肤湿疮多发,湿入于口鼻则舌腻、口淡、鼻涕多,袭于目则眼重昏蒙,侵袭耳则耳蒙如塞,犯前后二阴则潮湿瘙痒;冬季燥盛则皮肤干燥、口干、鼻燥、肛门燥裂等,如进一步发展,入口深则犯胃,入鼻深则犯肺,入肛门深则犯大肠,入眼深则伤肝,入耳深则伤肾等。当然这是外感无形之六淫伤人，如外受饮食有形从口而入，则直接伤胃。饮食实际上是一种特殊的外感病邪，为六淫外第七淫也，伤胃则右关轻按胃部脉为之而变，热食热饮伤胃脉数，冷食冷饮伤胃脉迟。胃与脾表里相依，病情进展，进一步右关重按脾部脉亦为之而变，如寒湿蕴脾脉迟滑有力，胃中湿热窜脾脉滑数有力。饮食先伤胃，六淫先伤肺，伤肺则右寸重按肺部脉病变，七情先伤肝，伤肝则左寸重按肝部脉病变……如此可照脏腑分部类推，至于病变为何种脉象，则伤寒为迟脉，伤热为数脉，伤湿为滑脉，伤燥为涩脉，从其淫邪病理性质而定，医者当在诊脉中结合岁气通过六指仔细求探，大致可以——把病因病机追寻出来。

综上所述，内伤脏腑或外感病已累及脏腑者，一定得遵守六经分部定位把脉，仔细分析脏腑脉机，而外感病病机单纯轻浅而未累及脏腑者，可舍去六脉脏腑分部，简单以六淫病理性质分析脉机，这便是六脉分部的遵与舍，下面试举病例二则，谈谈我的体会。

[病例1]

刘某，男，49岁，河南人，来新昌七星工地打工，门诊号：648632，初诊时间为2014年7月8日。

昨夜，由于天气炎热，患者露宿于工地天台，晨起即觉全身肢节酸痛，头痛无汗，畏寒身重，无咳嗽，鼻塞，咽痛，流黄涕，就近来本院门诊，初诊舌红苔黄，六脉轻取俱有迟紧之感，沉按数而有力，口渴喜饮，小便短黄，T38.2℃，辨为外寒内热型感冒，拟外散表寒、内清里热齐施，刘河间双解散加减：羌活10g，防风10g，荆芥10g，桔梗10g，炙甘草6g，生石膏30g，淡黄芩10g，生山栀10g，金银花15g，连翘15g，炒牛蒡子10g，薄荷6g(后下)，白芷10g，二剂，带回工地自煎。

2014年7月9日来复诊，自述昨日中药带回煎一大锅，随取代茶痛饮，至暮头身酸痛便解，咽痛、鼻塞、口渴减轻，今晨又煎一大锅，已吃两大碗，觉神清气爽，现T37.2℃，察舌红苔薄黄，六脉轻取迟紧感消失，沉按有力略数，嘱病人不需再诊，回去注意休息，服完余下药液即可。

体会：河南壮汉，酷暑贪凉，自恃体健，露宿室外，结果夜晚从地上升起之寒气着于肌表，故晨起全身酸痛畏寒，而日间冒暑劳作，体内炎炎热气难以透出，但肌表毛孔又为夜之寒气所闭，身内热气难以透出，形成外寒内热（寒包火）之证，舌红苔黄，口渴喜饮，小便短黄，即是里热明证，六脉轻取俱有迟紧之感，为肌表脉气被寒气所拘，寒主收引，故脉迟紧，沉按六脉俱有力而数，为里热炽盛之象，六脉浮沉俱为同一病理脉象，说明此时外感病尚未累及脏腑，故绝不可以六脉脏腑分部来分析脉机，只需简单从寒热二淫病理特性来分析病情即可。药以羌活、防风、荆芥、白芷辛温解表祛寒，石膏、黄芩、山栀、双花、连翘、牛蒡子、薄荷清解内热,其中银、翘、蒡、薄尚具宣透外达热邪之力,桔梗、甘草调和寒热。众药合用,外寒得去,内热得清,毛孔得开,使内热很快透出体外,第二天脉诊六脉轻取迟紧感已去,为外寒散去,沉按六脉有力略数,为体内火热尚未排尽,但玄府既开,自会调节,已不足虑。本病由于外感病邪未入脏腑,脉象简洁,病属轻浅,所以辨脉论治不必陷入六脉脏腑分部中徒坏心神,直奔六淫主题便可。

[病例 2]

俞某,女性,41 岁,门诊号:648068,2011 年 5 月 1 日初诊。

患者经营早餐店,晨风暮霜,忙于生计,3 天前开始出现咳嗽头痛,咽痛口干,痰色黄而多,鼻流浊涕,于社区卫生站已输液 2 天,症状无缓解,T37.8℃,舌边尖红,苔薄黄,小便短赤,六指深按及浮取均探到右寸部数而有力之病脉,细问大便已四日未解,辨为风热犯肺,顺传大肠,拟辛凉透表止咳兼通腑为法,麻杏石甘汤加味:炙麻黄 10g,苦杏仁 10g,生石膏 30g,炙甘草 6g,桔梗 10g,金银花 15g,连翘 15g,炒牛蒡子 10g,薄荷 6g(后入),淡黄芩 10g,桑白皮 10g,鱼腥草 30g,金荞麦 30g,干地龙 10g,制大黄 10g,瓜蒌子 15g,三帖。

2011 年 5 月 3 日二诊,右寸病脉轻取已平,重按数脉未去,大便通畅,仍有咳嗽咳痰,守上法去制大黄、瓜蒌子,三帖。

2011 年 5 月 6 日三诊,右手病脉已去,咳嗽咳痰消失。

体会:此案诊脉得右寸部轻取、重按均为数而有力之象,右寸沉按为肺部脉,轻取为大肠脉,外感病右寸部独见异脉,此为外邪已侵及脏腑,病入肺脏,并顺传大肠,而脉管搏动数而有力,为肺热炽盛之象,再结合舌症、咳嗽咽痛、咳痰色黄、舌红苔黄、小便短赤,均与脉诊病理相符,热邪犯肺,肺失宣肃,热盛外溢,顺下入肠,大肠之液被热邪烘焙干涸,故便秘,医理既通,治疗方法随之立出,以辛凉清肺止咳麻杏石甘汤为主方,加黄芩、桑白皮、鱼腥草、金荞麦增清肺之力,为外透肺中热邪,牛蒡、薄荷、银花、连翘在所必用,桔梗、地龙化痰清浊,瓜蒌子、制大黄通腑导热,三日后再诊右寸脉轻取已平,大肠之热已去,故便通,而右寸脉重按数脉未去,说明肺热仍存,故去制大黄、瓜蒌子再进。三诊症状消失,右寸病脉已去。本例外感病邪已犯及脏腑,稍有不慎,必致迁延,幸在临诊中先六指把握脉机,心中已知病犯肺脏、大肠腑,故入专用方药疗治脏腑之疾,疗效满意,一候间病去脉平,比之传统单手诊脉,六指脉法双手六脉齐握,左右互按,相同指力,相同手法,能更加真切地感受到外感病累及脏腑之时六部脉中哪一部或哪几部出现异脉,并可迅速聚精于此部,分析病脉机理,调兵遣将,安内抚外。

五、在肝胆脾胃病中的应用体会

（一）肝胆脾胃病，左右两关擒

现代社会，人们竞争激烈，曲运心机，恣食肥甘、辛辣、生冷，致使肝胆脾胃病蜂起，在中医内科门诊中占很大比例，实际上肝胆脾胃病为现代医学所谓消化系统疾病是也。"脾宜升则健，胃宜降则和"，健脾和胃为脾胃病习用之法。但验之临床，肝胆对脾胃病影响甚巨，顽土一块不得木之疏理则万物难以生化，同样，脾胃对肝胆也影响很大，肝木疏土，助其运化，脾土营木，利其疏泄，脾健胃运，有利于肝胆疏泄条达，肝胆病一般以疏肝理气为常法，但得效后又往往以调理脾胃善后，一味理气过度，必伤及气阴。脾随肝升，胃随胆降，脾胃为升降之枢，肝胆又为脾升胃降之主要动力，为枢中之枢。脾胃之脉在右关部，轻按取胃，重按应脾；肝胆之脉在左关部，轻按取胆，重按应肝。我在肝胆脾胃病诊治中，重视脉诊，六指齐下，双手共参，而重点又在于两中指左右两关脉肝胆脾胃的脉象，在按察中细微体会比较两关脉之间的变化，从而指导遣方用药，屡获良效，真可谓"肝胆脾胃病，左右两关擒"。

还有，我体会到软、硬、有力、无力脉这四个脉象出现在左右两关脉中，对肝胆脾胃病而言非常重要。如有力脉出现在左右两关部，此为肝胆脾胃病实证，左关部得有力脉，为肝胆病实证，轻按得之应腑为胆实证（如痰热扰胆），重按得之应脏为肝实证（如肝郁气盛，肝火炽盛，肝阳上亢），轻重得之均为有力脉，则为肝胆俱实之候（如肝胆湿热症），右关部得有力脉，为脾胃病实证，轻按得之应腑为胃实证（如湿热犯胃、食滞胃脘），重按得之应脏为脾实证（如寒湿困脾、湿热蕴脾）。同样，左右两关部探及无力脉，则为肝胆脾胃病虚证，左关部得无力脉，为肝胆病虚症，轻按应腑为胆虚证（胆虚易惊），重按应脏为肝虚证（肝阴虚、肝血虚），轻重指力均扪及无力脉，则为肝胆俱虚之证，右关部得无力脉为脾胃病虚证，轻按应腑为胃虚证（胃阳虚、胃阴虚），重按应脏为脾虚证（如脾气虚、脾阳虚、脾阴虚），轻重指力均及无力脉为脾胃皆虚之证，如脾胃阴虚。先祖俞岳真立治脾胃四法,以温通胃阳法专治胃阳虚,清养胃阴法专治胃阴证,温运脾阳法专治脾阳虚,濡润脾阴法专治脾阴虚,并以制肝安胃法、平肝和胃法、镇肝扶胃法、缓肝益胃法治肝胃不和,以疏肝解郁法、泄肝止痛法、宣泄肝火法治肝实证……我在临证中,先得其病脉,再参用祖法,卓然有效。而硬脉为有力脉太过,挺然于指上,一般肝气亢盛、骤然疼痛及惊吓证重按左关部均可扪及弦硬之脉,有时寸口六脉俱现硬(弦)脉,此为肝气太过亢盛,其气横行影响到其他脏腑所致,软脉为无力脉太过兼有滑象,其脉萎软不举,主脾虚湿盛证,一般以右关部重按常见,如寸口其他脉探及软脉,则为脾气太虚,失其统摄之职,内生湿、痰、饮等病理产物流及其他脏腑所致,入肺则上阻气道为咳、为喘、为哮,右寸部兼按及滑软脉,入心阻其孔窍,影响神志,左寸兼及滑软脉,入肾化为肾痰,尺部兼及软脉,而寸口六脉俱可探及软脉,则为脾虚湿(痰)盛影响到五脏六腑也,本虚标实,治疗起来不可只以健脾为法,祛湿(化痰)之品绝不可少,也不可心焦,需假以时日,才能成功。如软脉转为无力脉,则体内痰湿已去,只以健脾收功可也。

至于其他数脉主热、迟脉主寒、滑脉主痰湿等,为常识耳,不再赘述。

(二)病案举例

1. 胁痛

胡某,女,37岁,小学教师,门诊号:1073684,2014年6月8日初诊。

两侧胁肋胀痛不适2个月余,胸闷腹胀,嗳气频作,二便正常,脉六部俱弦硬有力,舌淡,苔薄白,细问之下,答婆媳之间甚为不和,常有口角,察身体瘦长,面有青色,辨为木体之人,肝气炽盛,气机郁滞,胁下络脉不通,拟疏肝通络止痛为法,柴胡疏肝散加味:软柴胡10g,炒枳壳10g,生白芍15g,生甘草6g,制香附10g,广陈皮10g,小青皮10g,玄胡索20g,川楝子10g,广郁金10g,八月札20g,大川芎6g,代赭石30g(先煎),珍珠母30g(先煎),7帖。

6月15日二诊,诉服药后胁痛明显缓解,仍有胸闷腹胀,嗳气已除,脉各部硬脉均转缓,惟左关部深按仍有弦硬之感,原方去代赭石、珍珠母加川朴花10g,7帖。

6月23日三诊,胁痛、胸闷、腹胀皆消失,近几日来觉肢酸、胃纳欠佳,切脉左关部肝脉弦硬已去,右关部重按无力,辨为脾气虚弱,处六君子汤加川朴花善后。

体会:肝为将军之官,性喜条达,主调畅气机。胡某婆媳口角后肝气郁滞,两胸胁部正为肝气走行之路,气机失畅,络脉不通,不通则痛,故胸胁胀痛,胸闷腹胀,因肝气太盛,横逆冲撞,五脏六腑之气皆受肝气所制,故双手寸关尺三部脉俱现弦硬之象。嗳气频作,为肝气犯胃,胃气上逆之故。治以疏肝理气通络为大法,以柴胡、枳壳、香附、玄胡、川楝子、八月札疏肝理气,解郁止痛,白芍药、生甘草养血柔肝,缓中止痛,郁金、川芎活血行气通络,肝气炽盛,横冲犯胃,致胃气逆上作嗳,故重用代赭石、珍珠母贝石类药镇肝止嗳,众药相合,既疏降肝气,又通其胸胁络脉,所以症状迅速缓解,二诊脉惟左关部沉取弦硬,为肝气已衰,嗳气已除,故去贝石类药物,以免久用伤胃,川朴花理气不伤肝阴,故增入,三诊胁痛胸闷均除,左关部硬脉亦变缓,但右关部沉取无力,且近日来肢酸纳差,此为肝气横逆日久,脾气乃伤之故,以六君子汤加川朴花收尾。个人体会,情志病引起的疾病(以伤肝为主),一般只要调摄得当,辨证准确,见效明显,硬脉转缓亦较快,而一些肝盛脾虚兼有的病人迁延日久,一定难调,需长期服药,才能缓缓见效,脉象亦随症状改变而慢慢改变,医者要耐心守方,一定要稳住。

2. 泄泻

俞某,男,47岁,工人,门诊号:466802,2014年8月12日初诊。

患者自3年前开始大便溏泻,时发时止,曾服多种药物未愈,杭州某医院肠镜示:慢性结肠炎。昨日夜宵吃香辣小龙虾、冰镇啤酒后,突然腹痛、腹泻伴恶心呕吐,无发热,立即去县人民医院急诊,查血常规白细胞、中性粒细胞及C反应蛋白均增高,血淀粉酶正常,诊断为急性胃肠炎,予抗菌、解痉、补液对症处理,腹痛、呕吐消失,但腹泻如水样射出不止,肛门因腹泻次数过多而下坠。今晨来我处中医门诊,观其体形瘦弱,察其舌,白苔厚腻,述小便短少,脉右关沉取软濡无力,辨为寒湿困脾,脾失运化,清浊不分,拟芳香化湿,利尿实大便为法,胃苓汤加减:炒苍术10g,制川朴10g,广陈皮10g,姜半夏10g,白茯苓10g,茯苓皮10g,猪苓15g,通草6g,建泽泻15g,川桂枝10g,车前子30g(包煎),葛根15g,2帖,嘱带回自煎立服。

8月13日下午二诊:两剂药服完后,腹泻已止,诉乏力、纳差、双下肢有水肿,舌淡苔薄白,按右关脉软濡之象显减,沉取无力,右尺脉沉取无力而迟,拟健脾益气化湿兼补肾阳为法,参苓白术散合四神丸加减:生晒参15g,炒白术12g,白茯苓12g,炒扁豆20g,广陈皮10g,石莲子10g,怀山药20g,炒鸡内金12g,炒薏苡仁30g,肉豆蔻10g,补骨脂10g,炮姜炭6g,制附片10g,炙甘草6g,防己10g,生黄芪15g,14帖。

8月28日三诊,双下肢水肿已退,力增胃口开,大便成形,舌淡苔白,右关部软脉已除,右关及右尺沉取无力,守上方去防己、莲子、鸡内金、扁豆、薏苡仁,附片减至 6g,14 帖。

9 月 15 日中药服完,再来诊脉,右关尺二部均起,大便正常,面色红润,体重亦增加 2.5kg。

体会:长夏湿邪偏盛,加之患者冰啤入胃,寒湿困脾,虽经西医输液对症治疗,体内湿邪终不能去,故腹泻如水,小便短少,为湿重津液直接渗入大肠之故,素有脾虚溏泻之忧,故反复泄泻,气随津脱,中气下陷,肛门下坠,脉右关沉按现软脉,主脾虚湿盛,但寒湿骤来犯脾,困于中焦,标急先治标,拟祛湿散寒为主,苍术、陈皮、半夏、茯苓、川朴健脾祛湿,桂枝散寒气,重用猪苓、泽泻、车前子利小便而实大便也,通草利湿兼通气机,使湿有出路,加葛根为升提清气之用,诸药合用,寒湿去,清气升,大便实,二剂泻止,但脾气总是虚弱,仍乏力、纳差,寒湿盛不但伤脾,亦损及肾阳,故双下肢有水肿,右关部虽软脉明显减轻,但沉取无力,脾虚象显露无疑,右尺脉沉取无力而迟,寒湿已伤及肾阳,致命门之火欠旺,标急已去,脾肾阳虚本象露也,拟脾肾双调,补火生土法,以人参、茯苓、炒白术、炙甘草、黄芪益气健脾,陈皮、扁豆、莲子、山药、鸡内金、薏苡仁理气化湿止泄,补骨脂、肉豆蔻温补肾阳,附子、炮姜温脾散寒,防己利湿退肿,诸药相合,使脾肾之阳气复,寒湿之邪气去,故见效明显。三诊双下肢水肿退,大便成形,乏力除,胃口开,右关脉软脉已除,湿气已去,故去防己、莲子、鸡内金、扁豆、苡仁,右关及右尺沉取无力,说明脾肾之阳气仍为不足,健脾壮肾阳之品不可少,附片减至 6g 为"少火生气"之故。半月后再来探脉,右关尺二部已起,大便正常,脾肾阳气旺,运化亦健,体质增强。此案一开始右关部沉取得软脉,显为脾虚湿盛,待寒湿去,则虚象显示,不但右关无力,右尺命门部亦显无力之象,说明寒湿入里已伤及脾肾之阳,用药不仅需温脾阳、健脾气,还须壮肾阳,结果据脉、症相合入药,效果明显,噫! 切脉非小道也。

3. 胃痞

王某,男,29 岁,门诊号:465943,嵊州市人。

患者略通医道,以推拿按摩为业,1 年前出现进食后胃脘饱胀不适,去嵊州人民医院检查,肝胆 B 超正常,胃镜示:浅表性胃炎。经嵊州多家医院中西医诊治,症状反而趋向严重,2013 年 11 月 22 日经人介绍来院就诊,检视前医处方,不外补中益气汤或滋养胃阴法之类,重用黄芪 50g,石斛 30g 以上,越服越胀,渐至吃米饭亦胀,勉以粥汤度日,体重从 60kg 下降至不足 45kg,骨瘦如柴,中断工作,在家休养,刻下脉右关虚大,重按无力,左关沉取弦硬,搏指有力,舌淡苔白,边有齿痕,诉略食后即胃脘痞胀,时有嗳气,以长舒为快,厌食,乏力,便溏,辨为脾虚肝强,土虚木乘,拟制肝健脾和胃为法:香附 10g,木香

6g,砂仁 3g,陈皮 6g,姜半夏 6g,川朴 6g,炒党参 10g,茯苓 10g,炒白术 10g,通草 3g,枳壳 6g,柴胡 6g,旋覆花 6g,代赭石 30g,炒莱菔子 10g,免煎颗粒,开水冲一杯,分温服,10 帖。

2013 年 12 月 3 日,患者来院复诊,诉服药后胃脘痞胀不适明显好转,嗳气消失,胃纳增加,脉右关重按仍虚大无力,左关脉重按弦硬脉转软,舌淡苔白腻,齿痕仍隐约可见,守原方去旋覆花、代赭石续服 14 帖。

2013 年 12 月 18 日,患者再次复诊,胃口已开,已能吃米饭,仅吃肉食后略感胃胀,大便正常,精神好,体重已增至 52.5kg,脉右关虚大已起,重按有力,脉左关弦硬感已平,舌淡苔白腻,齿痕消失,拟香砂六君子汤出入平调:香附 10g×1 包、砂仁 3g×1 包、陈皮 6g×1 包、姜半夏 6g×1 包、川朴 3g×1 包、炒党参 10g×1 包、茯苓 10g×1 包、生白术 10g×1 包、枳壳 6g×1 包、薏苡仁 10g×1 包,20 帖。

两个月后偶遇其父,云:"现体健如昔,正常工作。"

体会:本例患者病程较长,前医以虚痞重用黄芪、石斛补气养阴,症状加重,脉右关虚大,重按无力,沉取应脏,脾气虚无疑,左关沉取应肝,弦硬有力为肝气有余,故辨为脾虚肝强,木横乘土,运化不力,胃腑失和,故胃脘痞胀,肝强犯胃,胃气上逆,故时有嗳气、乏力、便溏、厌食,舌边有齿痕,均为脾虚之象,故以制肝健脾为法,投香砂六君子汤合旋覆代赭汤加减,以木香、香附、砂仁、陈皮、川朴理气通滞,旋覆花、代赭石、枳壳、莱菔子、姜半夏镇肝降逆止嗳,四君子汤健运中州,去甘草代以通草,是甘草滞中而取通草通腑之意,柴胡升阳疏肝,引少阳清气上行,诸药相合,脾随肝升,浊随胃降,清升浊降,药症相符,故二诊患者胃痞得减,嗳气已除,脉左关弦硬脉转软,肝郁得疏,右关重按仍虚大无力,脾虚依旧,但舌边齿痕已少,胃纳增加,均为好转之机,守方去旋覆花、代赭石续服,三诊脉右关虚大,重按有力,左关弦硬已平,胃纳已开,体重增加,舌边齿痕消失,仅吃肉食后略感胃脘胀,肝气平,脾虚复,病入坦途,但久病之体,仍需复元培本,以香砂六君子汤加川朴、苡仁甘淡收功。

4. 呕吐

吕某,友人女,15 岁,学生,门诊号:464040,2013 年 10 月 3 日初诊。

诉凌晨 2 点突发呕吐,吐出物为酸水痰涎,以为"食积",用家备"保济丸"口服,4 点又发呕吐,6 点半又吐一次,7 点半上班已在门诊相候,现察舌红苔黄腻,面色苍白,略有疲态,诉时有恶心欲呕,伴口苦不食、头胀心悸、脘腹胀满,脉右关浮取濡数,沉取有力,左关浮取滑数重按有力,辨为湿热壅滞胆胃,气机受阻,浊气上逆,治以清热化湿,利胆和胃,降逆止呕,蒿芩清胆汤合平胃散加减:青蒿 10g,黄芩 10g,姜半夏 12g,陈皮 6g,茯苓皮 10g,川朴 3g,苍术 6g,通草 3g,茵陈 15g,枳壳 6g,山栀 10g,竹茹 5g,枇杷叶 6g,5 帖,免煎颗粒,开水立即冲服一帖。

2013 年 10 月 8 日二诊,诉当日一帖服完再无呕吐,5 帖服完胃脘仍微感饱胀,稍有口苦恶心,头胀心悸已除,苔转白腻,左右关脉均略滑而已,处温胆汤加芦根、滑石之流善后。

体会:本例患者为湿热骤阻于胆胃,气机上逆,故夜半突发呕吐,热生酸,湿化痰,故所吐之物为酸水痰涎,湿热化痰扰心乱窍,故心悸头眩。胆胃不和,胆之苦汁上泛,故口苦恶心,舌苔黄腻为湿热上熏染成,脉左右两关轻取滑濡数,为胆胃湿热壅滞也,两关重按有力为肝脾实证也,双手两关肝胆脾胃湿热纵横,"实者泻之",方选蒿芩清胆汤合平胃散加减,以青蒿、黄芩、茵陈、竹茹清胆透热,青蒿尚有疏肝之力,苍术、苓皮健脾渗湿,枳壳、川朴理气宽中,重用半夏、杷叶下气止呕,去甘草之滞加通草畅达利湿,山栀引三焦火热下行,各药配合,湿热分走,肝疏脾健,胃随胆降,切中病机,故 1 剂呕止,再诊时诸症均缓,惟脉两关略滑,苔白恶心,为湿热残存缘故,以温胆汤走泄活泼之品扫荡战场即可。

以上 3、4 二案,不管是久病胃痞案,还是忽发呕吐案,笔者均细心六指分部按察,结果一切病理变化,跃然两关脉中,所以我们一定要高度重视脉诊。而免煎中药颗粒,服用方便,开水一泡,顺喉而下,取其轻清之气,笔者治疗上中焦疾病喜用之。

六、在心肺大小肠病中的应用体会

（一）心肺二肠病，双手寸中探

心肺共居胸中，心主血，主行血，为五脏六腑之大主，其经脉下络小肠，肺主气，主呼吸，为脏腑之华盖，其经脉下络大肠，心、小肠之脉在左寸部，轻按取小肠，重按在心；肺、大肠之脉在右寸部，轻按取大肠，重按应肺。由于心与肺位置毗邻，两寸血气心肺间常相互影响，右寸部深按应肺主气，气为血之帅，百脉皆朝于肺，肺之宣发肃降，一呼一吸间促进了心行血之作用；左寸深按应心主血，血为气之母，心之血脉营运正常，才能给气以充分营养，以维持肺呼吸功能的正常进行。肺气不足或肺失宣肃，影响到心的行血功能，导致血液运行失常，血行变缓，心率变慢，气虚血瘀于心脉，出现两寸沉取（应心肺）均无力、涩之脉象；心气不足、心阳不振（气虚为阳虚之轻，阳虚为气虚之甚），导致血液无力运行瘀阻于脉管之时，间接也会使肺之宣发肃降功能异常，出现咳嗽等肺气上逆的表现，两寸沉取（应心肺）得无力脉、涩脉。而肺气太过或心气太过，肺热太盛或心火太盛，寒邪着肺或寒凝心脉，均会使两寸沉取有力，如为心肺火盛，则兼数脉，心肺阴寒，则兼迟脉；热结血脉致血瘀，兼涩脉；寒凝血脉致血瘀，亦兼涩脉；凡是脉道的血液瘀阻，流通不利，均会出现涩脉。如外湿侵体入内、外饮从口入胃，上输脾肺或为多痰多湿之人，心肺间寒饮满布，脉管内血液活泼走利，两寸脉沉取便得滑象，一逢心肺火盛，炼液为痰，阻于心肺各窍，诸证并起，两寸沉取一定变为滑数之脉。

由于心肺二脏位于上焦高处，对寒热两气很是敏感，且心脉内血液易于瘀结致病，肺又为贮痰之器，使瘀血、痰湿常常胶结于心肺之窍，故迟、数、滑、涩这四个脉象频繁出现在心肺病中，临证把脉之时我们要多加留心。

至于肺与大肠相表里，其经脉下络大肠，肺经实热可循经直传入大肠，致大肠实热，腑气不通又反过来会影响肺的肃降，从而加剧咳、喘、胸闷等症，其脉右寸部轻取重按均为有力、数之脉象，而心与小肠相表里，其经脉下络小肠，心火亢盛可循经下行,移热于小肠,出现小肠实热证(小便赤涩、尿道涩痛、尿鲜血等),反过来小肠实热太盛,又会上循于心加剧心火上炎,使口舌糜烂、舌尖碎痛、口鼻干燥等,其左寸部轻取重按均得有力、数之脉象;同样,肺经寒气可随经下传大肠,使寒凝大肠,出现寒结便秘(寒秘),脉右寸部轻取重按均为有力、迟之脉象;而凝结于心脉之寒气亦可下传至小肠,出现小肠寒证(小便清长,睾丸冷缩等),脉左寸部轻取重按均为有力、迟之象;日久可伤及肾阳,出现尿不禁、遗尿、排尿无力等肾阳虚证侯,右尺部沉取得迟脉、无力脉。由于热性奔腾,易于侵袭,寒性凝结,不便走行,故临床上肺热、心火下传至大、小肠常见,心肺寒气下传至二肠少见。大凡道理,"满实则溢",故只有心肺实证时才会有下传于大、小肠,其脉为有力之象;如两寸部探及无力脉,为心肺二肠之虚证,一般只能损及本脏本腑,无力上传与上感,这是一定之理。我在心肺二肠病的诊治中,六指齐下按住寸口相应部,重点把心神凝集于两食指左右两寸脉中,体会其中微小变化,推求病机,取得很好的疗效,真是心肺二肠病,需在双手寸中探。

(二)病案举例

1. 热淋

周某,男,52岁,本院西医,门诊号:10047600,2015年1月27日初诊。

患者素有湿热淋证,多次发作求治,余以"八正散"出入治疗效果很好,三天前不慎感冒,现发热、鼻塞已退,但湿热淋证又起,小便色黄,灼热疼痛,伴咳嗽痰黄、咽痛、肛门火烧感、便秘,舌红,苔黄腻,脉两寸部轻取重按均为滑数有力之象,左尺部轻取滑数有力,辨为肺热与心火亢盛,湿热蕴结于大小二肠及膀胱,拟上清心肺实热,下利下焦湿热,泻白散合八正散加减:瞿麦10g,萹蓄10g,生山栀10g,淡竹叶10g,苦杏仁10g,淡黄芩10g,桑白皮10g,桔梗10g,枇杷叶10g,地骨皮10g,制大黄10g,全瓜蒌30g,鱼腥草30g,3帖。

1月30日再诊,诉小便灼热疼痛消失,大便已通,仍有咳嗽、黄痰,舌红苔黄,脉右寸沉取滑数有力,上方去八正散之类,合入二陈汤加减:淡黄芩10g,鱼腥草30g,竹茹10g,前胡10g,浮海石10g,地骨皮10g,桑白皮10g,姜半夏10g,化橘红10g,苦杏仁10g,枇杷叶10g,制款冬花10g,桔梗10g,3帖。

几日后门诊相遇,曰诸症皆平。

体会:大凡看法,淋证其病位总在肾与膀胱,然此例病人两尺部重按至肾部脉平,分析病机,实为外感风热着于肺络,引动心经实火,热性奔腾,循经下窜于大、小两肠及膀胱,与下焦湿浊胶结一起,形成下焦湿热证,其脉两寸轻取应腑为大小二肠,沉按应脏为心肺,左尺部轻取应腑为膀胱,俱见滑数有力之脉,为上焦心肺实热,下焦二肠膀胱湿热蕴结,故下见小便色黄灼热疼痛、便秘、肛门火烧感等,上现咳嗽、痰黄、咽痛等,舌红苔黄为湿热壅盛之象,拟泻白散合八正散加减,上清心肺实火,下利下焦二肠、膀胱之湿热,以瞿麦、萹蓄、栀子、竹叶利湿通淋,其中山栀、竹叶尚能泻心火引入小便中,桑白皮、地骨皮、黄芩、鱼腥草清荡肺热,杏仁、桔梗、枇杷叶肃肺止咳,制大黄、瓜蒌子通腑泻火,诸药相合,使上下二焦之热、湿一并得以祛除;二诊小便灼热疼痛消失,大便已通,下焦二肠及膀胱湿热已除,仍有咳嗽黄痰,脉右寸沉取还是滑数,为肺中痰热胶结不易速去,即去瞿麦、萹蓄、栀子、竹叶、制大黄等清泻下焦湿热之品,合入二陈及竹茹、前胡、海石、冬花等化痰热之物,以清肺化痰止咳,由于病机已趋单纯,方药与脉症增损丝丝相扣,故得捷效。

2. 结肠息肉

李某,男,38岁,国税局干部,门诊号:10796540,2012年9月4日初诊。

患者下腹痛伴大便出血3周,有痔疮病史,外科用本院协定验方"痔瘀散"口服及"马应龙痔疮膏"外用,症状不减。观形体肥胖,面色白,诉左下腹时有隐痛,大便溏薄带鲜血,舌淡红苔黄腻,口苦胸闷,咽喉常有黄痰咳出,脉右寸轻取重按滑数有力,辨为大肠湿热证,嘱其肠镜检查,9月8日下午患者持其肠镜报告来诊室,示结肠多发息肉,部分糜烂出血,中药暂缓,建议立即行外科手术治疗,即日住入本院肛肠外科病房。

10月28日患者再来就诊,曰已手术截去大肠一段,现已出院多日,要求中药调理,下腹部见长约7cm左右手术刀痕,时有腹痛、腹胀,大便溏薄不爽,带有黏液,伴胸闷纳差、咽喉痰多,拟清利大肠湿热为法,葛根芩连汤加味:葛根15g,淡黄芩10g,川黄连6g,生甘草6g,飞滑石20g(包煎),车前草30g,马齿苋30g,地锦草30g,炒白芍20g,炒枳壳10g,木香10g,竹茹10g,生薏苡仁30g,14帖。

11月14日再诊诉腹痛、腹胀已止,大便仍溏薄,但已无黏液,日1次,仍有胸闷痰多,舌淡,苔白腻,脉右寸滑,右关沉取无力,辨为脾虚而大肠内湿气犹存,换方为参苓白术散加味:炒党参30g,白茯苓12g,炒白术12g,炒扁豆30g,怀山药30g,广陈皮10g,炙甘草6g,砂仁6g(后下),桔梗10g,炒薏苡仁30g,川黄连6g,炒枳壳10g,10帖。此后转方一直以此方稍作出入,连服二月。

2013年1月25日复诊,饮食可,大便成形,面色红润,已无胸闷痰多,脉平,嘱平时注意饮食调摄。

体会:《灵枢·百病始生》云:"阴络伤则血内溢,血内溢则后血",综观本例病人初诊之症象,显为大肠中湿热蕴结,致肠壁阴络受损,血内溢于肠道,发为便血,前医为痔疮病史所惑,亦未认真持脉,用协定验方及外用药膏无效,我探其脉得右寸部轻取重按均为滑数,从脉理分析,右寸轻取应大肠,重按应肺,滑数为肺与大肠湿(痰)热证,肺为贮痰湿之器,一旦满盛,必定外溢,循经下流于大肠,使大肠内环境潮湿,日久痰湿生火或遇辛辣厚味,湿热相搏于大肠,树下阴暗潮湿之土壤,易生菌菇之类,大肠管内湿热壅结,同样息肉、癌块容易生长。初诊得右寸轻取滑数,我考虑大肠内湿热丛生,灼伤肠络出血,有肿瘤之虞,几日后肠镜检查,果然结肠内息肉多发,必须立即外科手术,术后多日再诊脉,右寸部滑数未变,并时有腹痛腹胀,大便不爽无血有黏液,苔黄腻,说明虽截去大肠一段,大肠内环境依然为湿热壅盛,迁延日久,恐怕容易复发,故以清利大肠湿热为大法,改善大肠湿热之土壤,山栀、黄芩、黄连、马齿苋、地锦草清热燥湿,泻火解毒;白芍、甘草酸甘化阴,柔肝止痛;葛根解肌清热,又能升清实便;滑石、车前草、薏苡仁利湿下行;薏苡仁尚有健脾绝湿痰之源之功;竹茹化喉间痰湿;枳壳理气止腹胀。众药合用,既肃清大肠内湿热毒物,改善肠管内潮热之环境,又化肺脾间之痰湿。2周后,脉右寸滑,右关沉取无力,此为热与湿分,但由于湿性黏泥胶滞,一时难以清除干净,仍存留于大肠,而右关沉取应脾无力为虚,此为标去本证现,故以参苓白术散加减健脾益气渗湿为主,加黄连能治大肠内湿热郁结,且此物最能厚肠,桔梗与枳壳为伍,能升降上下气机,理肺大肠之湿痰浊物。叠进二月,结果恢复良好,右寸滑象已去,右关沉取无力感消失,脾虚与大肠湿热证均缓解,大肠内环境已趋正常。在门诊中我发现,右寸脉滑数明显的病人,就算无腹痛、便血等症状,用中药半月以上,如脉仍未改善,需结合肠镜检查(内镜、B超、CT、核磁共振等是我们望诊的第三只眼,我们需加以重视)。近几年来在临床上我以脉诊结合肠镜发现多例早期大肠息肉、大肠癌,由于发现早,处理早,术后中药干预早,尽获良效。

3. 咳嗽

杨某,女,26岁,车站职工,门诊号:578195,2013年3月4日初诊。

患者反复咳嗽2个月余,去新昌、嵊州多家医院诊治,X胸片示无异常,服用多种止咳糖浆及中药汤剂如"止嗽散""清金化痰汤""桑杏汤""金水六君煎"等方剂加减治疗无效,现咳嗽频繁,时有咽痒、干呕,感受油烟气、香烟气后症状加重,咳出大量清痰后咳嗽略减,舌淡苔白腻,脉右寸重按迟滑,辨为寒痰阻肺,肺失宣肃,拟宣肺散寒、化痰止咳为法,用自拟龙安止咳汤口服:炙麻黄10g,生白芍10g,川桂枝10g,干姜10g,北细辛3g,姜半夏10g,炙甘草6g,五味子 10g,化橘红 10g,白茯苓 10g,白芥子 6g,苦杏仁 10g,3 剂。

3 月 8 日再诊,咳嗽明显好转,咽痒消失,舌淡苔白,脉右寸重按仍迟滑,守原方 3 剂。

3 月 12 日三诊,偶有干咳,舌淡,苔薄白,脉细按之下已无异常之象,以六君子汤加味善后防复发:炒党参 15g,白茯苓 10g,生白术 10g,炙甘草 6g,炒枳壳 10g,桔梗 10g,苦杏仁 10g,枇杷叶 10g,炙款冬花 10g,化橘红 10g,姜半夏 10g,5 剂。

体会:《素问·咳论》云:"五脏六腑皆令人咳,非独肺也。"咳嗽病机复杂而门诊常见,有些顽固性咳嗽使人常有内科不治咳之感。本例病人咳嗽迁延 2 月之久,多处求医,常规治咳之方几已用尽,未效。细按其脉右寸部重按迟滑,重按应肺,迟滑为有寒痰(湿)之象,观舌淡苔白腻,咳出大量清痰为寒饮积于肺中,脉舌症相合,病机基本清楚,为寒痰阻肺,肺失宣肃,肺气上逆,发为咳嗽。笔者自拟的龙安止咳汤实际上为《伤寒论》小青龙汤与《景岳全书》六安煎的合方,"干姜细辛五味子,千年咳嗽一把抓",姜辛味三味相加温肺化饮敛肺,为治疗寒饮久咳阵前急先锋,麻黄、桂枝宣肺气、散寒邪,不单只为外感所设,二陈汤加白芥子、杏仁燥湿化痰止咳,为张景岳化痰止咳得意之作,白芍药为防辛散之药太过伤阴,众药配伍严谨,经方与时方相接,散收与开合相宜,甚合病情,故 3 剂后咳嗽明显缓解,但脉仍未变,守原方续进 3 剂,再诊时病脉已平,偶有干咳,为防复发,以六君子汤加味健脾止咳防复发,此时又不必拘泥于右关脉未现脾虚无力之脉,脾壮痰湿无生化之源,自难再发。此治寒饮咳嗽灵感,为我早年读曹颖甫老先生《经方实验录》所得,回忆初入医门之时,门诊碰到好几例长期顽固咳嗽的病人,治疗总是无效,青囊乏术,长夜冥思,很是苦恼。当时痴迷于《伤寒论》,晨起经常诵读近代伤寒大家著作,当读到《经方实验录》中几则咳嗽案均以小青龙汤获效时,颇有心悟,门诊中大胆应用小青龙汤不加减之原方,治愈好几例久咳病人。但有些病人还是不效,随着临证日多,阅历与经验日丰,对症脉体会加深,逐渐认识到用小青龙汤治疗寒饮阻肺咳嗽效佳,其脉右寸沉取必迟滑,对其他如风咳、燥咳等无效,后来合入张景岳之六安煎加强化痰止咳理肺之力,疗效更是明显。个人认为,咳嗽凡粘上湿(痰)、燥、风三邪往往迁延难愈,由于今人贪凉频用空调、嗜食冰饮等不良习惯,寒饮(痰)咳嗽于门诊中很是常见,惜各版《中医内科学》教材中均未列入主要辨证分型,凡是寒饮阻肺引起的咳嗽,用龙安止咳汤,往往几剂见效,此方异常辛辣且味涩难咽,长服恐有伤阴口干之弊,咳止饮去即要停药。

龙安止咳汤

炙麻黄 10g　　生白芍 10g　　川桂枝 10g　　干姜 10g

北细辛 3g　　姜半夏 10g　　炙甘草 6g　　五味子 10g

化橘红 10g　　白茯苓 10g　　白芥子 6g　　苦杏仁 10g

主治寒饮(痰)阻肺咳嗽:咳嗽咽痒往往多日不愈,咳出大量清痰后咳减,剧烈时可伴有恶心、呕清水,脉右寸重按迟滑有力,舌淡苔薄白或白腻。

龙安止咳汤与后面医案中介绍的定风止咳汤、固本绝咳膏是我治疗顽固性咳嗽的三大法宝,临床上只要能辨证据脉用之,多能咳止身泰。

七、在双肾生殖泌尿病中的应用体会

（一）双肾生殖泌尿病，总在左右两尺求

肾主藏精，受五脏六腑之精而藏之，肾精有肾阴、肾阳之分。右肾为肾阳，对应在男子为睾丸，女子为卵巢，并非西医解剖位置上的右肾，其内藏真阳、元阳，又叫命门之火，我认为男子以睾丸为命门，女子以卵巢为命门，命门为人之命根，是生命的根本，《难经·三十九难》云："命门者，诸精神之所舍也，男子以藏精，女子以系胞，"男子以睾丸藏精，经输精管与前列腺相通相表里，壮年男子精满可自然外溢于体外，女子卵巢藏精卵于内，以输卵管为带，系胞宫（子宫）于下，妙龄女子卵巢定时排出精卵经输卵管下达子宫，与子宫相通相表里；睾丸、卵巢为右肾，为命门，为脏，平时藏精气而不泻，男子性器官摩擦刺激睾丸引动命门真火，可致射精，女子卵巢位置在体内深部，精卵不会随便外泄，这也是世上女子多长寿于男子之理。前列腺、子宫为腑，前人在定奇恒之腑时录了子宫漏了前列腺，男子之前列腺实际上就如同女子子宫，"亦藏亦泻，藏泻有时"这是它们的功能。

右尺部轻取应腑，男子为前列腺，女子为子宫，重按应脏为右肾，男子为睾丸（外肾），女子为卵巢（内肾），男子为阳，"阳在外，阴之使也"，故男人命门（睾丸）显露在外，女子为阴，"阴在内，阳之守也"，故女子命门（卵巢）深隐体内。虽然二者位置一内一外不同，但都内寄真阳、元火，为一身之命门，通过管道与前列腺、子宫相通，所以右尺部主生长、发育、生殖，相当于现代医学之生殖系统也。左肾为肾阴，我认为左肾实际上为西医解剖位置上的左右双肾，其内藏真阴、元阴，又叫命门之水，借输尿管与膀胱相通相表里，主水液代谢，相当于现代医学之泌尿系统也。左尺部轻取应腑为膀胱，重按应脏为左肾（西医解剖位置上的双肾）。中医层面上的左右双肾水火共济，产生肾气，肾气乃先天之本，元气之根，是人体脏腑组织功能活动的原动力，人身十二经脉全赖肾间动气生发。人体诸动力之源，就在于双手两尺部脉深按的二指之下，有时病症虽

危重,如两尺部脉深按尚中正和缓、有力不绝,为生命水火之根未断,还有生机;而有些人表面看上去很是健康,活动自如,面色红润,但两尺部却沉按不应(先天六阴脉之人除外),细寻至骨亦未得,多是凶兆;重病需要深探两尺脉,古今医家莫不如此。

左尺脉沉按无力为肾水不足、肾阴亏损,水少不能控火,阴虚火旺,往往兼有数脉,中医书籍中常出现"脉细数,肾阴虚"即是指此,症见腰膝酸软,形体消瘦,失眠多梦,潮热盗汗,五心烦热,咽干颧红,舌红少苔或无苔;左尺脉沉按太过有力为肾水太过,阴盛火衰,往往兼有迟脉,症见全身浮肿,腰以下为甚,小便短少,舌胖苔白腻,"水满高山"则影响到肺脾二脏,出现咳喘痰鸣、腹部胀满,其右寸关肺脾脉部会出现流利滑脉;左尺脉轻按应腑为膀胱,出现无力脉多为膀胱气虚失约、阳虚气化失司之象,症见排尿无力、尿频、遗尿等;出现有力之脉为膀胱实证,膀胱为水液贮留之容器,水湿久留不行易于化热,故膀胱湿热证临床常见;其左尺部轻按滑数有力,症见尿频、尿急、尿灼痛,小便短黄或尿血,或尿中见砂石,舌红苔黄腻。右尺脉沉按无力为睾丸(卵巢)内肾火不足,阳气亏耗,火微不能制阴,阳虚寒盛,往往兼有迟脉,症见腰膝酸软冷痛,畏寒肢冷,神疲乏力,性欲减退,男子阳痿早泄、精少不育,女子经少、经闭、不孕;右尺脉沉按太过有力(不和缓)为睾丸(卵巢)内肾火太过,火旺克水,往往兼有数脉,肾火亢盛,可引动心肝之火直冲于上,左寸关心肝之脉为之变数,症见头痛,头晕,面红耳赤,急躁易怒,心烦失眠,舌上生疮,舌红苔黄等;右尺脉轻按应腑为前列腺(子宫),此处出现无力脉为前列腺、子宫虚证,男子症见会阴部坠胀不适、女子子宫脱垂等;出现有力之脉为前列腺、子宫实证,败精填于前列腺、瘀血阻于子宫,则兼涩脉,寒气阻于子宫、前列腺,可现女子宫寒不孕、痛经,男子射精不畅、精少不育等,脉兼迟涩;湿热犯前列腺、子宫则脉变滑数有力,出现相应症状,不再赘述。在探求双肾病脉之时,我发现一个很奇怪的现象,左右两尺脉深按往往一盛则必有一衰,火旺则水衰,水盛则火衰,两尺脉部深按二指比较很是明显,如得两尺脉和平、中正、有根,说明两肾间水火交济,命根无虞,身泰体健;六指探查脉机之时,要注意仔细诊查两尺部人命所系之处,以明水火胜负义。

总之,双肾生殖泌尿病,总要在左右两尺中寻求病机,根据脏腑分部,结合症状,据脉分析,可得良效。有些细微方面本人觉得空谈脉理无用,还是要结合具体病案,在实践中领悟。

（二）病案举例

1. 卵巢囊肿

（1）陈某案

陈某，女性，38岁，三花集团工人，门诊号：579232，2009年4月2日初诊。

患者以反复腰痛不愈来诊，展阅从前病例，都是骨伤科、疼痛科、针推科就诊纪录，腰椎 MRI 示：L4-5、L5-S1 椎间盘突出，HLAB-27（－），已服用本院协定验方"腰损方"，做过针灸、推拿、疼痛治疗几个疗程，效果欠佳，细问病史，腰痛如坠连及肛门有刺痛感，月经色暗有块，有痛经，呈进行性，块出后痛减，5天干净，已婚育有一子，舌紫黯，边有瘀斑，脉右尺部轻取重按均涩，立即本院阴道B超检查，示左侧卵巢囊性包块（4cm×5cm），内部有细小光点，考虑为子宫内膜异位囊肿（巧克力囊肿），辨为痰瘀互结之癥瘕病，拟活血化瘀祛痰散结为法，癥瘕2号方治疗：川桂枝100g，白茯苓100g，赤芍药100g，防己100g，当归100g，川芎100g，生白术100g，泽泻200g，猪苓100g，白芥子60g，桃仁100g，牡丹皮100g，石见穿300g，炒鳖甲240g，蛴螂虫100g，炒水蛭60g，炒穿山甲60g，三棱100g，莪术100g，上药研成药散，晨起空腹及睡前各10g，开水冲服，经期停服。

6月25日散剂已服完，来院阴道B超复查，左侧卵巢囊性包块（4cm×5cm）未明显缩小，右尺脉仍涩，腰痛、肛门刺痛及痛经明显好转，月经中血块减少，仍以原方研成药散一料口服。

10月份再次来院阴道B超复查，示左侧卵巢囊性包块（1.5cm×2cm），已明显缩小，六脉平和，未及涩脉，舌边瘀点已去，月经第1、2天有轻微腹痛，腰痛连及肛门，刺痛感消失，再以原方不加减一料续进以巩固疗效，由于患者反映药散口感欠佳且粘牙，建议其套入胶囊中长期口服。

体会：卵巢囊肿属中医"癥瘕"范畴，此患者为行经期经血从子宫倒流入卵巢，瘀血与盆腔内污浊之物纠缠在一起，瘀痰互结于卵巢，形成子宫内膜异位囊肿（巧克力囊肿），从进行性痛经、月经色暗有块、块出痛减、舌紫黯、边有瘀点等来看，说明此时仍以瘀血积结为主。右尺脉轻取应子宫，重按应卵巢，均得涩脉，说明子宫与卵巢均有瘀血内结，阻滞冲任，有痰浊而在相应部位未见滑象，可知少部分痰浊已胶结于大量瘀血之中，从而脉已经不能扪及其流利本质也，此病腰痛仅为一次症而已，其实质为血瘀痰结下焦，服用补肾壮腰止痛之协定"腰损方"及针推诸法当然乏效。由于病情迁延日久，瘀血痰浊已有生根之虞，用猛剂攻窜徒伤人正气，以自拟癥瘕2号方缓缓消磨，才是正道。桃仁、赤芍、丹皮、当归、川芎、石见穿活血化瘀,防己、泽泻、白术、猪苓、茯苓祛湿化痰,桂枝温通血脉,鳖甲软坚,白芥子祛皮里膜外之痰,皂角刺形如铁针引诸药穿入囊肿之中,散其瘀血,除其痰浊。然本病血瘀深重,区区几味活血化瘀药药轻力薄,焉能攻城拔寨?故宗先祖通络消癥法,加入水蛭、三棱、莪术、蜣螂虫、穿山甲等破血消瘀重药推磨癥瘕,以有形之药消有形之病。"汤者荡也,丸散者缓也",研成散剂,才能缓缓消其积聚。二诊B超复查卵巢囊肿未缩小,脉右尺仍涩,但痛经腰痛明显好转,为囊肿内瘀血痰浊松散之候,此等顽疾"当以岁月求之",功到自然成,守原方研成一料散剂再服。三诊B超复查卵巢囊肿包块明显缩小,痛经缓解,终获佳效,再以原方研成散剂续进一料巩固疗效。

回忆十几年前,我跟随徐圣强主任以"双侧子宫动脉栓塞术"介入治疗子宫肌瘤六百余例,门诊中妇科子宫肌瘤、卵巢囊肿病人众多,积累了很多中医药治疗经验,整理出癥瘕1号方治疗子宫小肌瘤(小于3cm)及子宫肌瘤介入术后诸症(子宫肌瘤3cm以上一般先行介入治疗),癥瘕2号方治疗卵巢囊肿,曾有10cm以上单纯性卵巢囊肿坚持口服2号散剂,缓缓消尽。在大量子宫肌瘤和卵巢囊肿病例中,我发现子宫肌瘤病人诊脉往往右尺部轻取(女子应脐为子宫)总是偏涩,单纯性卵巢囊肿右尺部重按(女子应脏为卵巢)总是偏滑,子宫内膜异位囊肿(巧克力囊肿)往往右尺部轻取重按均得涩脉,可知虽然子宫肌瘤与卵巢囊肿其病机都为痰瘀互结于子宫、卵巢,但子宫肌瘤瘀血重于痰浊,病位在于子宫,故右尺轻取即得涩脉,单纯卵巢囊肿痰浊重于瘀血,病位在于卵巢,故右尺重按始得滑脉,巧克力囊肿瘀血与痰浊并重,一般瘀血远大于痰浊,病位在于子宫、卵巢,故右尺脉轻取重按均得涩脉(少量痰浊溶入囊肿定位于瘀血之中失去流动之性,故脉不滑),但临证又不可太过拘泥,子宫肌瘤也有以痰浊为主的,卵巢囊肿也有以瘀血为主的(如巧克力囊肿),这时需要我们在脉、在症方面好好探求分析,至于单凭脉象诊断子宫肌瘤、卵巢囊肿,虽有迹可寻,但我觉得还是要结合B超,切不可妄断炫奇。

癥瘕1号方

川桂枝 100g	白茯苓 100g	赤芍药 100g	桃仁 100g
牡丹皮 100g	三棱 100g	莪术 10g	鬼箭羽 200g
橘核 100g	荔枝核 100g	石见穿 300g	水蛭 50g
地鳖虫 100g	蜣螂虫 100g	夏枯草 300g	苏丹参 200g
黑玄参 300g	生牡蛎 300g	浙贝母 100g	炒鳖甲 240g

用法:研成药散,晨起与睡前10g开水冲服或套入胶囊中服用。

主治:子宫肌瘤(小于3cm)或子宫肌瘤双侧子宫动脉栓塞术后瘀血证。

（2）王某案

王某，女，28 岁，新昌某化工厂会计，门诊号：10416796，患者系朋友胞妹，2011 年 3 月 3 日上午来医院就诊。

B 超发现卵巢囊肿两年余，曾去浙江省妇保、绍兴市妇保及本县人民医院妇科就诊，均考虑其尚未生育，不建议手术治疗，B 超动态监测卵巢囊肿不断增大，最近一张 B 超示：右侧卵巢囊性包块（5.5cm×6cm），内液清，边界清楚，由于当日诊务繁忙，病者又不愿久候，便未仔细察舌按脉，处经验方癥瘕 2 号方研成散剂一料缓图（药物组成见前案）。

6 月 6 日患者再来就诊，诉中药散剂已服完，期间三次 B 超复查，囊肿依旧未缩小，按其脉右尺深按无力且迟滑，察其舌淡苔白腻，平时腰酸肢凉，月经量较少，色淡无血块，3 天干净，已结婚 4 年未孕，辨为肾阳虚衰，寒湿积于卵巢，拟温肾祛寒利湿为法，《济生》肾气丸加味：川桂枝 6g，制附片 6g，大熟地 20g，山萸肉 20g，怀山药 20g，白茯苓 15g，茯苓皮 15g，建泽泻 15g，牡丹皮 10g，猪苓 15g，白芥子 6g，车前子 20g（包煎），川牛膝 10g，20 帖。

6 月 25 日来院复诊，按其六脉平和有力，右尺脉迟滑之象消失，阴道 B 超检查子宫及附件未见明显异常，患者表示不敢相信，下午又去人民医院阴道 B 超检查，结果子宫附件无殊，不久怀孕，于 2012 年 7 月在本院剖腹顺利产下一女。

体会：脉诊虽为四诊之末，然医者不深究脉理，要想疗病得心应手，实为难矣！如此案病人，平时无明显不适，偶尔 B 超体检发现卵巢囊肿，以后多次 B 超复查囊肿增大，初诊时我为病名所惑，又太过相信自己以往的经验，舌脉未见，即匆匆处以经验效方应病，此实为医者之大忌也，结果服药 3 个月，了无寸功。幸病者二诊复来，诊其脉右尺深按无力而迟滑，右尺深按应卵巢（右肾），无力为卵巢元阳火衰，迟滑为寒湿（痰浊）壅结卵巢所致，卵巢内火少阴盛，浊翳密布，结成囊肿，当今之计，唯有"益火之源，以消阴翳"，腰酸、肢冷、经淡均为肾（卵巢）阳虚之征，苔白腻为体内水湿壅留上泛于舌形成，卵巢中阳气亏少，致阴寒湿浊凝成液块，"寒冰之地，寸草不生"，其精卵如何能生能下，故婚后多年不孕是一定之理，立温肾利水为大法，以《济生》肾气丸合五苓散加减，熟地、山茱萸、山药补卵巢（右肾）之精血，桂、附二药微微生火，鼓舞肾气，猪苓、带皮茯苓、泽泻、车前子祛除阴湿浊物，白芥子祛皮里膜外之痰，为囊肿必用之品，川牛膝引诸药入下焦，既温补肾阳（卵巢中的阳气），又祛除卵巢中的阴湿痰浊，二诊病脉已起，六脉平和有力，B 超复查卵巢囊肿已完全消失，区区 20 帖平淡之药竟有如此神奇效果，连我自己都觉得不可思议，体会到脉诊在一些无症状病例中应该摆到重要位置,至于不久怀孕,卵巢内阳气复、阴浊去,妊娠又是自然之理。

2. 尿频

(1)何某案

何某,男,29岁,庆茂纺织公司工人,门诊号:569135,2012年6月8日初诊。

患者定于10月1日结婚,自去年年底开始白日上班,晚间挑灯装修新房,辛劳异常,1周前开始出现小便频数伴乏力,去周边诊所输液三天,无效,今日来我院中医内科门诊,查空腹血糖、血常规、甲状腺功能、电解质均在正常范围。就诊,脉右关沉按无力,左尺脉轻取无力,诉小便一天十几次,以白昼为甚,尿短少、色白、有余沥,休息后可缓解,伴乏力、纳差、便溏,舌淡苔薄白,辨为脾气虚弱,膀胱失约,拟补气缩尿为法,补中益气汤加味:炙黄芪30g,生晒参15g,炙甘草6g,炒白术12g,全当归10g,广陈皮6g,升麻5g,软柴胡5g,覆盆子10g,益智仁10g,大熟地30g,桑螵蛸10g,7帖,日一帖,分温服,嘱注意休息,避免过劳。

6月16日二诊,右关脉沉按无力,左尺脉平和有力,自诉服药后小便次数明显减少,胃口已开,大便成形,劳力后仍有乏力感,效不更方,原方加仙鹤草30g再进,7帖。

6月24日三诊,六脉平和有力,病脉已起,诸症皆除,带补中益气丸2瓶口服防劳复。

(2)沈某案

沈某,男,76岁,新昌丝厂退休工人,门诊号:10710444,2014年11月21日初诊。

患者3周前开始出现夜尿频多,多次去医院查血糖均正常,今日来院就诊要求中药治疗,右尺脉轻取重按俱无力而迟,左尺脉轻取无力,察舌淡苔白,小便白天正常,夜间七八次,尿色白短少,排尿费力,尿有余沥,伴腰膝酸软、肢冷无力,辨为睾丸内肾阳虚衰,膀胱失约,拟温肾缩尿为法,以《金匮》肾气丸加味:川桂枝6g,制附片6g,大熟地30g(砂仁2g拌入),山萸肉30g,怀山药30g,白茯苓10g,建泽泻10g,牡丹皮10g,覆盆子10g,桑螵蛸10g,益智仁10g,7帖。

11月29日复诊,药后夜间尿频恢复正常,尿量增多,但排尿仍费力、不畅、有余沥,腰膝酸软仍依旧,脉左尺已起,右尺仍无力而迟,守上法加菟丝子10g,补骨脂10g,仙灵脾10g,15帖。

体会:《灵枢·口问》语:"中气不足,溲便为之变,"1 案何某昼夜不息,劳作过度,体劳伤脾,致脾气虚衰,故脉右关沉按(应脾)无力,而乏力、纳差、便溏、舌淡苔白等均为脾气虚之征,中气下陷,膀胱气虚失约,不能摄小便于下,致尿频量少有余沥,左尺脉轻取应膀胱,无力为虚,脉症同参,辨为脾气虚弱、膀胱失约之证,补中益气汤加味正合病机,黄芪、人参、白术、甘草健脾益气,当归、熟地养血生精,覆盆子、益智仁、桑螵蛸固精缩尿,陈皮理气,使众多补益药补而不滞,少量升麻、柴胡升提下陷之清气,诸药合用,气血精气得补,清气得升,浊阴得降,使膀胱恢复正常束尿功能,故 7 帖后尿频症状基本缓解,左尺脉平和有力为膀胱气虚得复之征,而右关脉沉按仍无力为脾气虚尚存,原方加入仙鹤草乘势再进,仙鹤草民间称为"脱力草",有补虚强壮作用,用于劳力过度引起的脱力劳伤,正合病情。三诊右关脉亦起,说明脾气虚弱之证基本纠正,以补中益气丸口服防劳复可也。2 案沈翁年老体衰,肾阳本就不足,右尺脉轻取应前列腺,重按应睾丸外肾,无力而迟为睾丸内肾阳虚弱,火衰阴盛;左尺轻取应膀胱,无力为膀胱气虚失约之象,腰膝酸软、肢冷无力为外肾(睾丸)阳虚不能温养筋骨、腰膝、四肢,夜尿频繁、排尿费力、有余沥为命门火衰,使膀胱、前列腺气虚失约、阳虚失化所致,综合分析脉症,其根本在于睾丸(命门)中阳气虚弱,无法鼓动膀胱行固摄尿液之功,"治病必求于本",以温肾缩尿为大法,《金匮》肾气丸加味汤剂口服,方中大剂熟地、山萸肉、山药补肝肾填精髓,砂仁 2g 拌入熟地中为补而不腻,少量桂、附加入阴药中"少火生气",以激发睾丸中一息真阳,茯苓、泽泻、丹皮泻去火衰产生的阴湿之气,覆盆子、桑螵蛸、益智仁三物固精缩尿,众药相合,助睾丸中肾阳之弱以化水,资肾阴之虚以生气,使命门之火振奋,膀胱、前列腺气化正常,则诸症自解。二诊左尺脉已起,说明膀胱气化、固摄功能恢复,故夜间尿频顿除,尿量亦增多,右尺脉仍无力而迟,说明睾丸中命门之火还是不足,前列腺气化固摄功能未复,故排尿仍无力、不畅、有余沥,腰膝酸软依旧,加入菟丝子、补骨脂、仙灵脾温补睾丸中命门之火,固摄前列腺之精气。

以上两案尿频病人,何某壮年,脉右关沉按无力、左尺轻取无力,显为体劳过度,脾、膀胱气虚,尿液失约引起尿频,这从脉证脉形上基本可断。沈翁案右尺脉轻取重按俱无力而迟,左尺脉轻取无力,为睾丸内命门之火衰微,前列腺膀胱失其固摄气化功能,引起夜间尿频。二案再结合兼证——分析,脾气虚与肾阳虚尿频应该很是清楚,各以补气缩尿、温肾缩尿法奏功。勤求脉理,真的可以让我们在诊治过程中多一个推探病源的重要手段。

八、反关脉体会

世上有少数人脉不见于寸口，而出现在寸口脉背侧，这叫反关脉，属桡动脉解剖位置的变异，不属病脉，虽然临床意义不大，但有时常常误导医者，认定寸口无脉便为虚候，误补益疾。近几年来我在门诊碰到多例，颇有体会，今举一例以资说明。

张某，女，年逾六旬，喜食柿子，时有胃脘部饱胀不适，2月前去杭州市某医院诊为"柿石"症，行胃镜取石术，术后胃脘部痞满加重，即去我一叔伯辈处就医，诊为气虚胃痞，以补中益气汤加少量黄芩、黄连等治疗，且谓病人曰："你右关脉如此虚弱无力，为脾气虚弱无疑，虽舌苔黄厚，此为气虚阴火上冲引起，当舍舌从脉，久服此方定能好转，"叔伯辈在周边甚有医名，求治者如流，病人深信不疑，遵法服药5剂后胃胀加重，又连服三剂，更甚。

2014年1月13日来门诊相商，我用六指细细按其寸口，右侧寸关尺三部用力按至骨尚体会不到脉搏，左侧寸关尺脉搏如常，绝非"六阴脉"也，即保持六指擒龙探脉手势不变，用左手拇指沿病者右尺部斜着摸向寸口背侧，结果扪及脉搏跳动，此反关脉也，令其将上翻之右手翻转，掌面覆于脉枕之上，仍以六指按脉分部体会脉中变化，得右关轻按滑数有力，轻按应腑为胃，滑数有力为湿热壅结之候，结合病者舌红苔黄腻，胃脘痞胀、便秘等，断为湿热阻胃实证，用芩连平胃散加味：炒苍术10g，制川朴10g，广陈皮10g，姜半夏10g，白茯苓10g，通草6g，白豆蔻6g(后下)，淡黄芩10g，紫苏梗10g，绵茵陈30g，川黄连6g，炒枳壳10g，蒲公英30g，瓜蒌子20g，7剂。结果7剂服完，右关轻按滑数已缓(令病人掌面向下，使反关脉应于指下)，胃脘痞满症状大减，通过这次体会，我在探及一些太过无力之脉时，往往下意识把大拇指斜向患者寸口背侧去摸摸有无脉搏，以免漏过反关脉。至于有人说反关脉左手得之主贵，右手得之主富，左右俱反，大富大贵，纯属无稽之谈，我在门诊中扪及多个反关脉之人均为一生贫苦坎坷的老人，反关脉只是生理特异的脉位而已，仍然需要我们分寸关尺三部去把探，浮沉迟数、有力无力、滑涩硬软十纲脉定性当然更不可废。

九、妇女经带与儿童脉象体会

（一）妇女经带脉象体会

1. 月经脉

《素问·上古天真论》云："女子七岁，肾气盛，齿更发长，二七而天癸至，任脉通，太冲脉盛，月事以时下"，从中可以明确月经产生的主要环节为肾气→天癸→冲任→胞宫，月经来潮，代表女人如花真正盛开，从此走向多姿多彩的人生。而五脏中肝主藏血，妇女月经来潮前夕，往往是首先肝脏藏血越来越多，血海渐渐满盈，相应其左关部深按之肝脉也渐渐出现滑利或滑数有力之象，随着血满外溢于胞宫而月经来潮，左关深按之肝部脉就会随着月经血渐渐外流而渐渐变弱，至月经完全干净之日，甚至可从左关沉按之肝部脉中扪及略有涩而无力之感。滑数、滑利脉代表血海满盈，肝血充足；涩而无力脉说明血海干枯，肝血不足，这是我多年对妇女月经脉的体会，所以妇人月经病要特别重视左关重按之肝部脉。我在妇女月经病门诊中六指齐下诊脉，一般习惯先把大部心神先聚于右手中指上（正按在病人左关脉上），在指力浮沉中先体会肝血之盛衰，凭着这一点，很多适龄妇女一来我这诊脉，便可以准确地推算她的经期，首先便提高了病人的信任感。而妇女月经量少、色黯、后期，多为肝血寒冷所致，其左关脉沉按肝部迟涩，如为实寒，肝脉跳动有力，如为虚寒，肝脉搏动乏力。月经量多、色鲜、先期，多为肝血灼热形成，其左关沉按肝部滑数，如为实热，肝脉有力奔腾不休，兼有心火，相邻左寸心脉亦必滑数有力，肝郁化火，其脉必硬数有力，如为虚火，乙癸同源，往往肝肾阴液虚损相兼，左关肝部与相邻左尺肾水脉重按必无力而数。月经异常伴右关沉按脾脉无力，便是脾气虚弱不能摄血、生血，予健脾益气之药调经。出现月经有块而痛等血瘀症状时，左关肝脉必有涩象，活血调经法可用。月经量少甚至闭经患者，右尺沉按命门、卵巢脉，如现无力而迟之象，往往多是命门火衰、排卵不准，西医诊断查出多囊卵巢综合征很多。伴右尺轻取胞宫脉亦无力而迟，多有宫寒不生龙鱼之忧，可用温胞饮、毓麟珠之类方剂治疗。月经病脉理，虽不能尽数概括，但大致如上所述。月经病五脏脉象中所重在肝、脾、肾三脉,"女子以肝为先天",所以重中之重又在左关沉按肝部脉中。

2. 带下脉

《灵枢·五癃津液别》云:"五谷之津液,和合而为膏者,内渗入于骨空,补益脑髓,而下流于阴股",指出带下为五谷精华液体所化下流于阴股形成,五谷之精液是五谷杂粮从口入于胃,游溢精气,变为精液上输于脾,脾气散精,上归于肺,通调水道,水精四布,五经并行,其中有部分精液即下流于阴股,形成正常带下,津津常润下身,其量不多。在这个过程中,脾脏主运化,在中焦为枢,所以为重中之重,所以带下病右关部重按之脾部脉变化也是重中之重,带下量多,右关沉按之脾脉常呈满滑应指之象;带下量少,右关沉按脾脉便现枯涩刮指病脉。如果右关沉按脾部扪及软绵之脉,此主脾虚湿盛,正是最常见带下量多病脉象;而右关沉按脾脉滑数有力,多是湿热下注下焦;带下量多色黄而黏,兼右尺深按命门、卵巢脉迟而无力,为命门火衰、卵巢虚寒,火衰则阴盛,寒湿泛滥,带下量多,色白清稀;而左尺深按肾水部数而无力,为肾阴亏损,虚火灼耗水液,多致带下量少。

3. 病例体会

(1)闭经案

吕某,女,21岁,浙江工业大学大二学生,门诊号10560828,2014年6月15日初诊。

患者自半年前开始经量逐渐减少,最近2个月月经未至,由朋友陪同来中医门诊,舌红苔薄,脉右关轻取数而有力,左关尺两部沉按涩数而无力,停经前月经量少,色鲜,辨为胃热阴虚型闭经,拟滋阴清热为法,刘奉五瓜石汤加减:全瓜蒌30g,川石斛15g,黑玄参30g,生地黄15g,原麦冬15g,瞿麦10g,车前子15g(包煎),益母草30g,炒山栀10g,川牛膝15g,全当归10g,赤芍药10g,20剂。

2014年7月6日二诊,舌红苔薄,右关脉轻取已平,左尺脉沉按仍涩数无力,左关部脉沉按现滑利有力之象,此为胃热渐平,肾阴仍损,月经将来之候。拟滋阴通经为法,增液四物汤加减:黑玄参30g,生地黄10g,原麦冬15g,全当归10g,赤芍10g,大川芎6g,益母草30g,川牛膝15g,玫瑰花10g,制香附10g,6帖。

2014年7月15日三诊,月经已来五天,现基本干净,舌淡红苔薄,左关部月经肝脉已平,左尺沉按仍涩数无力,守增液四物汤,去川芎,加女贞子15g,墨旱莲15g,山萸肉15g,玫瑰花10g,20帖。2014年8月9日四诊,月经来潮第二天,色红无块,量比上次多,左尺沉按有力,肾阴已复,拟四物汤加益母草、川牛膝、玫瑰花3帖调经。

体会:闭经病中医妇科常从虚实二端辨证论治,虚为脾肾虚亏致精血不足,冲任不充,血海空虚,无血以下,实为血瘀胞宫、痰湿阻滞导致脉道不通,经血不得下行。但病有常必有变,如今大江南北,川菜盛行,口味偏重,麻辣小龙虾、酸菜鱼等大擅其道,辛辣热食一旦入胃,胃中燥热伤人阴液,如人长期贪食,肝肾阴液为胃热徐徐消耗,渐至血海空虚,经期无血可下,形成虚实错杂闭经病。近年来我已诊治不下几十例此等案例,一开始用滋肾活血通经之类药均无显效,直至后来读到中医妇科泰斗刘奉五先生之论,参以脉诊,才恍然悟到胃热阴虚的闭经病机,起用刘奉五瓜石汤加减治疗,屡获奇效。如此案初诊右关轻取数而有力,右关轻取应胃,数而有力为胃中炽热之象,左尺沉按涩数而无力,左关尺二部沉按主肝与肾水,数而无力为肝肾阴亏、虚火内动之象,从脉即可初步推断此为胃热消烁阴液,渐至肝肾阴血虚损,血海空虚导致闭经,方以瓜石汤加减,玄参、生地、麦冬、石斛、赤芍滋补肝肾,瓜蒌甘寒润燥,山栀清胃热,瞿麦、车前子、益母草、当归活血通经,川牛膝引血下行;胃热得除,故二诊右关脉轻取胃部脉已平,而滋阴无旦夕之效,故左关脉沉取应肾之脉未起,而左关部沉按肝部脉不但已起,且滑利搏动明显,这是经期将至佳候,故以增液四物汤加山萸肉、女贞子、墨旱莲等滋阴之药,连服20天,四诊时月经再至,量比前增多,左尺部沉按有力,说明肾阴恢复,已无大碍,嘱忌食辛辣重味即可。

我在长期脉诊中体会到,肝主藏血,一切血燥血枯之病往往左关沉按之肝部脉涩而无力,说明血海已竭;各种原因引起的血热血盛或月经来潮前、妊娠往往左关沉按肝部脉滑利有力,说明血海满盛。

(2)带下案

倪某,女性,32岁,京新制药厂工人,门诊号:609560,2009年11月9日初诊。

患者近1个月来白带量多,色白质稀,无臭气,伴神疲、纳差、便溏,腰腹部酸痛如坠,舌淡,苔白腻,脉右关沉按软弱,右尺沉按迟而无力,辨为脾虚湿盛,带脉失约,兼命门火衰,拟健脾除湿固带,兼补肾阳,傅青主完带汤加味:炒白术30g,炒党参30g,怀山药30g,炒苍术10g,广陈皮10g,炒白芍10g,炙甘草6g,车前子20g(包煎),软柴胡5g,荆芥炭5g,补骨脂15g,菟丝子15g,仙灵脾15g,炒杜仲15g,10帖。

2009年11月20日二诊,白带量明显减少,腰痛缓解,精神可,舌淡苔白腻,脉右尺无力已起,右关重按软弱依旧,守上方去杜仲、仙灵脾、菟丝子续服14帖。

2009年12月6日三诊,白带量正常,纳食可,大便成形,舌淡苔薄白,右关深按软脉已起,六部脉搏动平和有力。

体会:带下病主要是湿邪为患,而脾肾功能失常又是发病的重要内在条件,本例病人首诊右关沉按应脾部软弱无力,脉软代表脾虚湿盛,而右尺部沉按应命门迟而无力,为命门(卵巢)火衰之象,脾肾阳虚,火不生土,使湿邪更加泛溢,从而任脉损伤,带脉失约,使下身白带量多质稀,神疲、便溏、纳差、腰酸均为脾肾阳虚之征,用完带汤加味治疗,以党参、山药、二术健脾燥湿,陈皮、白芍、柴胡、荆芥升阳除湿,车前子利水道渗湿浊,杜仲、补骨脂、菟丝子、仙灵脾温补肾阳,众药相合,共奏健脾补肾、除湿止带之功。二诊脉右尺沉按无力已起,说明肾阳已复,故腰酸止,右关沉按软弱依旧,说明脾虚湿盛依旧存在,不以白带减少便认为痊愈而停药,故原方减去温肾药物继续服用。三诊白带量正常,右关沉按软脉已起,这说明身体内脾虚湿盛得以纠正,可以停药。

(二)儿童脉象体会

儿童脉象与成人大不相同,3周岁以下幼儿不更事,很难配合把脉,诊察中双手乱动,大声啼哭,难以切到准确脉象,所以古来都以察风、气、命三关指纹来测病情轻重。而3周岁以上至7周岁幼童六脉尚未发育完全,寸口短小,难以布指,中医临床上常用"一指定三关"的方法来体会幼童脉象的变化,但这一指大部分人用食指,也有部分人用大拇指或中指、无名指,反正各人有各人的方法。我在临证中试诊,大拇指笨拙不堪,无名指指感较差,食指灵敏无比指感一流,但指腹覆盖面积有限,不能全面收集幼童寸关尺三部信息,唯有中指最为适合。我在门诊诊幼童之脉,先做好其思想工作,让其双手上翻露出寸口置于脉枕之上,以两手中指指腹平正覆盖于病儿寸口上部,变成人六指手法为二指手法,两中指指腹正中所感处正是病儿两关脉部,再把两中指向前略翻转,以两中指指腹边缘候病儿两寸部脉象,最后把两中指向后略翻转,以两中指指腹边缘候病儿两尺部脉象。至于六脉脏腑分部与成人同,沉取候脏,浮取候腑;外感病轻浅未入脏腑不必遵六脉脏腑分部,据病邪性质简单推求脉理可也;如内伤脏腑病或从外感病累及脏腑,则必须以六脉脏腑分部来分析脉机,"小儿病,两太擒",临床上小儿病多先累及肺脾二脏,引起咳嗽发热、泄泻厌食诸候,所以小儿脉诊应重点在右寸、右关部多用用心神,伤风多诊诊右寸,沉按肺部脉,伤食多诊诊右关,沉按脾部脉,再参以迟数分寒热,有力无力分虚实,肝旺或为痛为惊脉多硬，痰食中阻脉多滑等等，基本能从小儿脉诊中获取大量有用信息，指导立法遣方用药。

例如最近治疗一例严重遗尿男童俞某，三周岁后去除"尿不湿"后几乎天天夜间遗尿，多达三次以上，尿短色清，父母苦不堪言，曾去多处就诊，针药并施，全无效果，西医检查均正常，今已 7 周岁，症状依旧，精神可，纳食香，智力佳，舌质淡苔白滑，复习以前病历，前方或为健脾或为补肾或为缩尿，我能想到之法，几已全用。静室中我用双手中指细诊其脉，先探到肝、胆、脾、胃脉平正有力，便向前翻转两中指扪及两寸心、肺、大肠、小肠脉也和缓不病，最后向后翻转两中指候两尺，沉按肾水命门无殊，在卸力轻取时即扪及左尺膀胱部出现异常脉象，右中指指腹明锐感受到其脉迟而无力；此为膀胱虚寒失于气化，致使膀胱中水液潴留；细问之下，家长诉其每于睡前口渴难忍，必喝一大杯水才能入睡，这是膀胱气化失司，水液不能上承，故口渴引水自救，病理既明，处五苓散加味治疗：猪苓 6g、白茯苓 6g、建泽泻 6g、生白术 6g、肉桂 2g、益智仁 6g、金樱子 6g。以猪苓、茯苓、泽泻甘淡渗透，白术健脾运化水湿，少量肉桂温膀胱之阳以化气利水水湿上行，并加益智、金樱固涩缩尿，五剂后大效，睡前已不口渴索水，一觉睡到大天亮已无尿，原方继续服用半月；左尺轻取膀胱部病脉消失，停药后再无夜间遗尿。从本病例中我悟到治病正如开锁，不掌握方法用蛮力无用，而脉诊或许正是那一管开锁钥匙，准了，一打就开。

一〇、恶性肿瘤诊脉体会

人类与恶性肿瘤的斗争由来已久，现代社会工业发达，使空气、饮食污染日益严重，加之社会竞争激烈、劳逸失度，致使恶性肿瘤发病率逐年上升，如肺癌、胃癌、肝癌等，已有逐渐演变为常见病之趋势。相比欧美发达国家，我们国家恶性肿瘤早期发现少，往往检查出来已是中晚期。近几年来我的至亲好友，接连发现恶性肿瘤多例，在得到西医治疗的同时，使我不得不静下心来复习和学习中医肿瘤方面的知识，以求中西医结合共御强敌。为提供更加良好的治疗，关山飞渡，辗转多地，期间体会到恶性肿瘤治疗走中西医结合道路才是正道，中医药治疗肿瘤特长在于调理病者整体，能疗无形之病，却难清局部有形积块，西医手术、放化疗能除有形肿块，却难治疗整体失调之病，中西并用，增效减毒，屡攻屡补，以平为期，才能取得良好生存率与提高生活质量。在多年的门诊实践中，我逐渐体会到恶性肿瘤的脉象复杂性远远超过普通内伤杂病，并有其脉象的特殊性，应该细为解说，下面我结合几个典型病案进行阐述。

（一）肺癌案

肺居五脏最高位，体虚质轻，善于吸纳外界清气与吐出体内浊气，又承脾胃及其他脏腑传送之精微输布全身。大气污染、吸烟毒浊之气首先从口鼻犯肺，或饮食伤及脾胃，浊毒上传于肺，导致肺失宣降，气机不利，血行瘀滞，痰浊内生，与毒邪结聚成块。中晚期肺癌往往病机复杂多变，肺失肃降，脾失健运，痰浊内生，则脉右寸、关部重按均出现滑象，右寸右关重按为肺、脾之部，滑脉说明肺脾中湿痰壮盛，如脾虚湿盛，右关沉按脾部脉便会由滑转为软脉。"肺为娇脏，喜润而恶燥"，热毒互结于肺，伤阴败液，久则金干水枯，肺病及肾致肾阴虚，先右寸沉按肺部脉涩数有力，涩数为热毒存肺、肺热叶焦之脉象，渐渐右寸沉按肺脉为涩数无力，同时左寸沉按肾水脉亦现涩数无力之脉，说明此时肺肾阴液均为热毒所伤，以上脉象在肺癌患者的病理过程中常见。我在肺癌病人的诊脉中，发现大部分人病脉总在肺、脾、肾水三部中变化，以肺部脉（右寸沉按）为中心，要么累及脾部脉（右关脉沉按）肺脾二虚，要么累及肾水脉（左尺沉按)肺肾阴虚;至于肺部脉传入大肠脉(右寸轻取),肺中热毒顺传入大肠引起便秘,病理过程中也是经常见到;又由于肺主宣肃,通调一身之水道,肺癌蓄毒流注转移,上至清空脑髓,下至股骨粗隆,全身无处不去,脉象也会随之变化。

[肺癌案1]

唐某,女68岁,沙溪镇真诏村人,2001年7月9日由于咳嗽中带血丝来我院门诊,本院CT示:右肺门部5cm×6cm肿块,考虑肺癌,建议上一级医院进一步诊治,患者及家属拒绝,其子由于"溃疡性结肠炎"在我处中药口服加灌肠治愈,坚信于我,要求由我中医药治疗。

察病人舌红少苔,得脉右寸及左尺沉按均涩数无力,辨为肺肾阴虚,火旺灼伤肺络,拟桑杏汤合增液汤加味:冬桑叶10g,苦杏仁10g,南沙参15g,北沙参15g,原麦冬15g,黑玄参30g,生地黄15g,桔梗10g,枇杷叶10g,川贝母6g,肥知母10g,龙葵15g,仙鹤草30g,白茅根30g,阿胶珠10g,地榆炭10g,藕节炭10g,紫珠叶10g,10剂。

2001年7月21日二诊,咳嗽依旧,但痰中血丝减少,舌脉依旧,原方再服,15帖。以后多次来院复诊,每次带前方稍做加减1月量口服,咳嗽一直不愈,痰中带血时轻时重,人渐渐消瘦,纳食日减,诊脉除右寸及左尺沉按涩数无力外,右关部沉按亦渐渐无力,舌红无苔。

2002年1月8日由儿子轮椅推来门诊,下身已瘫痪,下肢已无痛觉,现已住入人民医院病房,CT检查考虑肺癌脊髓及肋骨多处转移,舌绛,苔如镜面,咳嗽胸闷,骨瘦如柴,语声低微,脉右寸、关及左尺沉按均弦滑有力应指,脉症不符,病属危重,勉拟参脉饮加味5剂。

2002年1月13日晨患者儿子来门诊为其母代述转方,正在问询之时,突然家人来电,说刚刚去世,不必再配药。

体会:本例患者是我从医以来所记第一例医案,也是第一次在门诊中诊疗恶性肿瘤病人,故印象深刻。初诊脉右寸及左尺部沉按得涩数无力之脉象,右寸及左尺沉按从六脉脏腑分部正为肺肾二脏,涩数无力为阴虚枯燥之象,辨为肺肾阴虚,火旺灼伤肺络,故咳嗽痰中带血,药以南北沙参、玄参、麦冬、生地养阴清肺滋肾,二母、杏仁、桔梗化痰止咳,杷叶、冬花宣利肺气,仙鹤草、白茅根、阿胶珠、地榆炭、藕节炭、紫珠叶凉血止血,加龙葵清肺中邪毒,本方微调连续服用半年之久,症状一直未解,且右关沉按渐渐无力,纳食日减,右关沉按应脾,无力为脾虚,说明肺中毒邪正在损耗正气,致脾气日虚;而最后一次来诊,病已危重,肺中毒盛流注于脊髓肋骨,侵蚀神经致截瘫,而右寸关部及左尺部沉按反得弦滑有力之脉象,这是病邪猖獗,触动经脉使相应寸口脉分部出现假的脉象,说明病情正在迅速恶化。这个病例对我感触非常大,当时初涉医林,学验俱浅,胆大心粗,误人寿命,枉负病家一片信任。病案中中医辨证用药方向应该正确,但肺中毒热已盘踞互结成块,已非区区草木之药能胜任,此时如能以西医化疗、手术去其积块,再辨证配以中药调理,或许可以有另外的效果,之后的岁月里,碧海青天,常有此案入梦,深夜惊醒,心悔不已。

[肺癌案 2]

吴某,男,53 岁,东茗乡辽山村农民,门诊号:1087889,2003 年 3 月 2 日来院初诊。

病人 3 周前因反复咳嗽去人民医院就诊,CT 示:右中上肺 5cm×6cm 肿块,后支气管镜钳出标本,病理报告为鳞癌,经病友王某介绍,来中医院行肺癌支气管动脉介入灌注术(即动脉内化疗),自 2002 年 10 月起,我们医院成立介入门诊,我一边在门诊工作,一边跟随放射科徐圣强主任行肿瘤介入手术(包括肝癌、肺癌、子宫肌瘤等),诊脉得右关重按软,右寸重按滑,察舌淡红,苔白腻,咳嗽多白痰,伴乏力胸闷,当日住入病房,常规术前检查后,于 2003 年 3 月 5 日下午行肺癌支气管动脉灌注术,顺利找到右支气管动脉,导管插入肿瘤血管内,注入 5-Fu 等化疗药物,安返病房,当天夜晚即开始呕吐不止,饮食沾口即吐出,呕出物均为清痰稀涎,予对症补液止吐处理。2003 年 3 月 6 日查房,舌脉如前,频呕不止,辨为肺脾两虚,胃气上逆,拟旋覆代赭汤合六君子汤加味:旋覆花 10g(包煎),代赭石 30g(先煎),炒莱菔子 15g,炒党参 30g,白茯苓 10g,炙甘草 6g,炒枳壳 10g,广陈皮 10g,姜半夏 10g,枇杷叶 30g,干芦根 30g,5 帖。

2003 年 3 月 15 日出院,舌脉如前,呕吐已止,饮食不香,咳嗽痰多,面色苍白,以健脾开胃化痰、培土生金止咳为法,六君子汤加味:炒党参 30g,白茯苓 10g,生白术 10g,炙甘草 6g,炒枳壳 10g,桔梗 10g,化橘红 10g,姜半夏 10g,苦杏仁 10g,枇杷叶 10g,炙款冬花 10g,炒鸡内金 10g,怀山药 15g,炒谷芽 15g,炒麦芽 15g,30 帖,带回家中自煎。以后每隔两个月来住院做一次支气管动脉内灌注化疗,前后共做 9 次,在最后几次介入治疗化疗药物灌注以后用明胶海绵条部分栓塞支气管动脉,每次术后均有恶心、呕吐、不食,有几次咳吐出大片肉样组织,投以首诊方见效。出院后均以二诊健脾开胃方加生薏苡仁 30g 带回长期口服,多次胸部 CT 复查发现,右肺肿块一次比一次缩小,右寸右关重按滑,右关部重按逐渐有力。2004 年 10 月 8 日再来本院 CT 复查,右肺中上野肿块已经消失,病灶部位纤维化,舌淡苔白,面色红润,体重增加,重按右关部无力脉已起,但重按右寸、关两部仍有滑象,患者表示连续家中自煎服用中药1年余,已不愿再服中药煎剂,嘱每天早饭以生薏苡仁煮粥代饭,以后每年来门诊随访。

2015年1月曾来新院区CT复查,一切正常,平时已下地干农活,在当地传为奇迹。

体会:随着科技逐渐发达,我们对恶性肿瘤再不"谈癌色变",有许多以前不治之症经中西医结合恰当诊治转变为慢性病长期生存。这个案例取得如此良效,我认为不但在于我们为病人选择了正确的中西医两套医学方式,而且在于病人与家属的信任与坚持,恶性肿瘤化疗是很痛苦的一个过程,如果当时没有配合中医药调理,病人可能也坚持不了9次。首诊脉右关重按为软脉,表示脾虚湿盛(痰盛),右寸脉重按滑为痰湿胶结之象。肺脾两虚,致痰湿毒浊纵横于肺脾之间,一有化疗药物刺激,立吐稀涎痰浊,拟健脾和胃、降逆止呕为法,方选六君子汤合旋覆代赭汤加味,以旋覆花、枳壳、代赭石、莱菔子、芦根、枇杷叶下气化痰,参、苓、术、草、陈皮健脾和胃,固守中焦,方证合拍,呕逆立平。舌脉如前,说明其脏腑病机未变,病深难以速愈,只能以六君子汤培土生金缓慢图治,加山药、鸡内金、谷麦二芽开胃增纳,杏仁、杷叶、冬花、桔梗化痰止咳。如此一年多以来,介入支气管动脉内化疗屡攻,六君子汤加味屡补,期间甚至咳吐出大片肉样组织,邪有出路,从中医角度来讲是好事,右肺肿块逐渐缩小,渐至消失,重按右关软脉已起,脾虚湿盛病理现象已得到纠正,惟右寸关二部重按仍有滑象,此为肺脾间痰湿浊毒并未全去,考虑患者长期口服中药煎剂已产生厌药,只好以健脾利湿抗癌之生薏苡仁作药膳长期调理。另外,作为本例病人介绍人的澄潭王某患者,曾来本院做过两次支气管动脉内介入灌注化疗术,效果十分明显,CT复查明显减小,每次介入术后呕吐反应重,当时并未配合中药治疗,出院回家长期胃口不开,恶心呕吐,无法坚持介入治疗,便在家自服草药治疗,半年后病情恶化出现胸水、多脏器衰竭,病死于本院,说明合理辨证使用中医药治疗在恶性肿瘤综合治疗中有其不可忽视的地位,切不可等闲视之。

[肺癌案3]

王某,男,56岁,儒㿟镇某村村医,门诊号:634851。

2013年11月2日反复咳嗽、咳黄痰2个月来我院中医门诊,胸部CT示:左中下肺5cm×6cm肿块,伴纵隔淋巴结肿大,察舌红苔黄腻,右关重按脉软,右寸重按滑数有力,诊断为肺癌,建议去上海胸科医院手术治疗,中医辨证为脾虚湿盛,痰湿上行犯肺化热,痰热壅肺,拟清肺化痰健脾为法,麻杏六君汤加味:炙麻黄 10g,苦杏仁 10g,炙甘草 6g,炒枳壳 10g,桔梗 10g,化橘红 10g,姜半夏 10g,西党参 15g,白茯苓 10g,生白术 10g,枇杷叶 10g,炙款冬花 10g,淡黄芩 10g,桑白皮 10g,鱼腥草 30g,金荞麦 30g,冬瓜子 30g,干地龙 10g,10 贴。

2013 年 12 月 10 日二诊,诉 1 个月前于上海胸科医院手术治疗,左中下肺肿瘤顺利切除,术后病理诊断为:鳞癌,已做静脉内化疗一次,现乏力神疲、恶心不食、时有咳嗽,痰色黄而黏,左胸手术切口疼痛如针刺,舌红,苔黄腻,脉右关重按为软象,右寸重按滑数有力,略有涩感,辨为脾虚痰湿炽盛,肺中痰瘀互结,拟清肺祛痰、止咳化瘀,麻杏石甘汤加味:炙麻黄 10g,苦杏仁 10g,生石膏 30g,炙甘草 6g,桔梗 10g,化橘红 10g,金银花 15g,连翘 15g,淡黄芩 10g,桑白皮 10g,鱼腥草 30g,金荞麦 30g,冬瓜子 30g,干地龙 10g,光桃仁 10g,枇杷叶 10g,炙款冬花 10g,失笑散 20g(包煎),14 帖。

2013 年 12 月 25 日三诊,乏力、纳差依旧,咳嗽咳痰减轻,手术刀口疼痛已去,舌红苔黄腻,肺中痰热依旧猖獗,脾虚未复,以首诊方加龙葵 30g,生薏苡仁 30g,14 帖。以后多次去上海做静脉化疗,化疗过程中一直以上方健脾清肺为主口服,总共七次化疗顺利完成。

2015 年 3 月 9 日来院再诊,精神可,舌淡苔白,咳嗽已止,纳食可,家务活后有乏力肢酸,脉右关重按无力,右寸重按滑,辨为肺脾二虚,湿痰阻肺,拟健脾养肺,六君子汤加味:炒党参 30g,白茯苓 12g,生白术 12g,炙甘草 6g,化橘红 10g,姜半夏 10g,炒枳壳 10g,桔梗 10g,生黄芪 30g,生薏苡仁 30g,龙葵 15g,30 帖。

体会:一般较大中央型肺癌胸外科不建议手术,但近几年来上海胸科医院、同济大学肺科医院等国内知名专科医院外科专家突破禁区,迎难而上,以巧手除瘤,给肺癌病人以春天,从而使我观念也在急剧改变,门诊中发现此类病例必动员其去上海手术,术后回新昌配以中药调理,有化疗指征化疗,几年以来已有多例中央型肺癌病人得以生命延长,并有良好的生活质量。如本例病人首诊脉右关部重按为软脉,右关重按为脾之部,软脉表示脾虚湿重痰实;而右寸重按滑数有力表示肺中痰湿化热,痰热互结成块,综合分析脉象,为脾虚运化失职,痰湿泛滥。肺为贮痰之器,痰热毒因而胶结成形,故见症反复咳嗽、黄痰满口、舌红苔黄腻,胸部 CT 出现肿块,病属难治,治疗需分步而走,先切除有形肿块,再术后进行中医辨证调理。二诊上海肺癌切除术后诊脉右关重按仍软,右寸脉重按除滑数有力外,尚有涩感,滑与涩为相反之脉,此为金刃伤及肺中络脉,瘀血阻肺,故脉中滑中带涩,反脉相激,胸中刀口疼痛,而痰瘀热毒互结于肺脏,才能酿成此特殊脉象,关于反脉我将在后一章详细阐述。脉理病机分析清楚之后,中医方面据证给药,以黄芩、桑白皮、鱼腥草、金荞麦、冬瓜子、金银花、连翘、石膏清肺热,解邪毒,桔梗、杏仁、化橘红、枇杷叶、款冬花化痰止咳,麻黄宣降肺气,桃仁、五灵脂、蒲黄活血化瘀,如此配伍,使肺中热毒、痰浊、血瘀分,我在多例肺癌手术后用此麻杏石甘汤加味方治疗,均取得佳效,半月后再诊,患者咳嗽咳痰无力及刀口疼痛缓解,脉右寸重按滑数有力(涩脉已去),说明肺中痰热依旧旺盛,但肺络金刃所伤之瘀血已去,而乏力纳差,脉右关部重按软,说明脾虚湿盛依旧,前恐分散药力,故先置脾虚症状于不顾。现标证已缓,当标本兼顾,祛痰解毒健脾并进,故处以术前一诊方麻杏六君子汤加味治疗,六君子加麻、杏健脾化痰宣肺,桔梗、枳壳一升一降,使肺脾间痰湿得以清散,黄芩、桑白皮、鱼腥草、金荞麦、冬瓜子、龙葵清肺痰,解癌毒,使肺中热毒与痰浊分,此方祛邪与扶正并用,长期服用,贯穿于化疗之间,终于顺利完成化疗。末诊患者邪毒渐去,正气仍衰,脉右关重按应脾无力,右寸重按应肺滑,为肺脾两虚、痰浊阻肺之候,处方用健脾养肺为法,以六君子汤加生黄芪培土生金,再加龙葵、杏仁利湿解毒之品长期调理。黄芪为恶性肿瘤治疗常用药,我却在恶性肿瘤处方中相当慎重,因恶性肿瘤病理过程中往往痰湿、血瘀、热毒相互胶结缠绵,而黄芪性升味甘温,用之过早有助火之弊,所以我常常到恶性肿瘤恢复期、稳定期,痰瘀毒标证缓解,脉象纯为无力之候,再加入黄芪补益正气。

[肺癌案 4]

董某,男,52 岁,沙溪镇人,门诊号:10787446,2015 年 3 月 5 日初诊。

患者无任何不适,半年前在人民医院 CT 体检发现胸部小结节,今来我院 CT 复查,胸部 CT 示:右肺下叶可见一约 1.5cm 结节,呈磨玻璃样,舌淡红,苔薄白,脉诊扪及病象,六脉跳动平和有力,考虑肺结节 1cm 以上,且边界欠清,高度怀疑恶性肿瘤,建议直接去上级专科医院进一步诊治。

2015 年 3 月 21 日患者再来我院门诊,诉 3 月 8 日在上海胸科医院胸腔镜手术切除病变(上海胸科医院住院号:268758),术后病理报告为腺癌,主刀陈海泉教授认为早期肺癌无须再续化疗,现右胸上下两胸腔镜创口痛如针扎,晚上难以入眠,伴咳嗽黄痰,大便已五日未解,舌红苔黄腻,脉右寸部轻取重按均为滑数有力之象,且滑中有涩感,辨为肺积,术后痰瘀热毒互结于肺,并顺传热灼大肠,拟清肺解毒化瘀、祛痰止咳通便,麻杏石甘汤加味:炙麻黄 10g,苦杏仁 10g,生石膏 30g,炙甘草 6g,桔梗 10g,化橘红 10g,淡黄芩 10g,桑白皮 10g,鱼腥草 30g,金荞麦 10g,冬瓜子 30g,干地龙 10g,枇杷叶 10g,炙款冬花

10g,浙贝母 10g,制大黄 12g,瓜蒌子 20g,失笑散 20g(包煎),光桃仁 10g,14 帖。

2015 年 4 月 8 日三诊,大便已正常,右胸痛已消失,咳嗽黄痰减少,舌红苔薄黄,脉右寸沉按略滑数,为肺中剩余痰热未去,拟清肺解毒、化痰止咳为法,二陈汤加味:化橘红 10g,姜半夏 10g,白茯苓 10g,炙甘草 6g,苦杏仁 10g,桔梗 10g,炒枳壳 10g,枇杷叶 10g,炙款冬花 10g,淡黄芩 10g,鱼腥草 30g,金荞麦 30g,龙葵 15g,14 帖。

2015 年 4 月 20 日四诊,咳嗽咳痰消失,2 天后胸胁突发带状疱疹,皮损色淡,疼痛不显,疱壁松弛,舌淡苔白,脉右寸及右关部沉按滑利,辨为肺内余毒向外透发肌肤,拟利湿透毒为法,除湿胃苓汤加减:炒苍术 10g,制川朴 10g,广陈皮 10g,猪苓 10g,建泽泻 15g,茯苓皮 10g,通草 6g,飞滑石 20g(包煎),车前子 20g(包煎),土茯苓 20g,10 帖。

2015 年 5 月 3 日五诊,胸胁间带状疱疹已愈,皮肤留有色素沉着,无明显不适,六脉恢复到首诊之平脉,以后多次去上海及本院复查,一切满意。

体会:现代医学诊断技术飞速发展,以前体检 X 线胸片经常漏过的肺部小结节在 CT 下已无处遁形,从而使大量无症状早期肺癌可以早期发现、早期诊断、早期治疗,避免了许多悲剧发生,"他山之石,可以攻玉",我们中医不应固步自封,应该与时俱进,把这先进的诊疗技术为我所用,并在治疗过程中运用中医理论析脉辨证,见招拆招,并对其病理过程以中医思维进行思考。本例病人无任何症状,脉诊六脉平和,为健康脉象,但邪毒内伏于肺,正待机而发,胸部 CT 隔垣而视右肺结节已大至 1.5cm。我医路坎坷,入门中医前曾做过六年放射科医生,故对放射科影像方面比较熟悉,病人最终听从我的建议,立即去上海胸科医院会诊,结果也是高度怀疑肺癌,住院行胸腔镜肿瘤切除术,术后病理证实为肺癌,而手术又改变了人体正常的平衡环境,使肺脏内气血阴阳失调,出现胸痛、咳嗽、便秘等症状,脉右寸部重按应肺,轻取应大肠,两部均出现滑数有力带涩感之脉象,为手术损伤肺脏,引动痰热,反脉相激,与残毒瘀血互结,发为咳嗽黄痰,热毒顺传于大肠则便秘,以清肺解毒、化痰止咳为法,麻杏石甘汤加味(方药大致与上案肺癌术后方雷同,加瓜蒌子、制大黄通腑,恕不细释),药后再诊,胸痛消失,仍有咳嗽,脉右寸沉按肺部脉略有滑数,为肺中还有痰热未尽,以二陈汤加黄芩、桑白皮、鱼腥草、龙葵等清肺化痰,解毒止咳,不想十余日后突发胸胁部带状疱疹,此为肺中余毒透出肌肤,却是佳兆,脉右寸、关两部沉按滑利,为肺脾湿盛之象,疱疹色淡痛轻,舌淡苔白,显为缠腰火丹中湿蕴脾肺之证,正合《医宗金鉴》除湿胃苓汤意,以苍术、川朴、猪苓、泽泻、

53

车前子、土茯苓、滑石辈向外透渗湿毒,恰中病机,10剂后湿毒飘尽,六脉恢复平人之脉,可不必顾忌复发也。

(二) 胃癌案

人赖以生存为两种物质,一为空气,一为饮食,大气污染入鼻到肺伤肺,饮食不慎入口到胃伤胃,所以恶性肿瘤发病率胃癌与肺癌往往排一二位。

在十多年临诊过程中,我发现胃癌与肝癌病因病机有许多蛛丝网迹般的联系,如情志不舒,饮食失常,胃失和降,导致脾胃升降失常,运化失司,气滞痰凝,血瘀毒结,交阻于胃,积聚成块,形成胃癌,脾胃毒盛,胆随胃降,肝随脾升,土盛反侮肝木,右关脉主脾胃,左关脉主肝胆,右关脉的病脉日久势必反侮左关脉,造成左关脉异常脉象;同样如肝胆积块成痞,脾随肝升,胃随胆降,木盛克脾胃,使右关脾胃出现异常脉象,正如前肝胆脾胃病应用所述"肝胆脾胃病,左右两关擒",实际上我认为胃癌、肝癌都是属于比较严重的中医脾胃病范畴,照此两关脉细心探求脉机病理,谁盛谁衰,谁湿谁瘀,都能在指下感受出来,我认为调理肝胆脾胃盛衰,为治疗胃癌肝癌最常用最有效的手段。

恶性肿瘤总不外乎痰结血瘀毒凝成块,或阻塞管道,或侵蚀血脉肌肉,绝人生机,见症不一,脉象亦随之变化无端。胃癌脉象变化主要又总先从右关脉开始,如胃中积块湿热偏重,右关脉轻取必滑数有力,兼有瘀血,湿瘀互搏互结,反脉相激,滑中必带涩,此为胃癌典型脉象,胃癌多湿热。胃与脾唇齿相依,表里相通,胃病必及脾,腑实脏虚,右关重按脾部脉常呈软脉(软脉为脾虚湿盛的特殊脉象)。脾胃邪重,一定程度下会反侮肝木,引起肝胆脾胃二脏二腑湿热纵横,其两关脉轻取重按均呈滑而有力之象。晚期胃癌往往邪毒流注于肝胆,胃癌肝转移为常见转移途径,湿、热、毒胶结成块,肆意在脾胃、肝胆间漫布,当然胃中邪毒也可上转于脾,中医之脾有位无形,为枢又把邪毒转输于肺,影响右寸重按之肺部,肺通调水道,五经并行,又能转输邪毒致全身弥布,邪毒炽盛,伤到全身气血阴阳,累及两尺部沉按命门肾水脉,肾水枯则左尺沉按无力而数,命门衰则右尺沉按无力而迟,久则多脏器功能衰弱,生命也就走到了尽头。下举一案以示分析。

[胃癌案]

王某,男,62岁,住新昌城关联盟新村,门诊号:10790294,2014年6月3号初诊。

患者三月前去杭州儿子处探亲,由于胃痛去浙江省人民医院胃镜检查,发现胃贲门部癌,立即住院手术,切去胃大部,现胃脘部时有饱胀灼痛,大便溏薄,纳食不香,舌红,苔黄腻,脉右关部轻取滑数有力,重按为软脉。查体:脐上胃脘部轻压痛,辨为胃癌术后脾虚湿盛、胃腑湿热,拟半夏泻心汤合小陷胸汤加减:川黄连6g,炮姜炭6g,淡黄芩10g,紫苏梗10g,炒白术10g,炒苍术10g,制川朴10g,姜半夏10g,广陈皮10g,白茯苓10g,炒枳壳10g,绵茵陈30g,蒲公英15g,藤梨根15g,全瓜蒌30g,炒鸡内金10g,14帖。2014年6月18日二诊,药后胃脘灼痛明显缓解,大便成形,纳食渐开,舌淡苔薄黄,脉象与首诊同,效不换方,守上方去全瓜蒌,14帖。

2014年7月4日三诊,胃脘胀痛感已除,大便成形日一行,时有乏力肢酸,舌淡苔薄,脉右关部轻取滑,重按软,辨为脾胃虚弱,湿浊内蕴,拟健脾和胃去浊,香砂六君子汤加味:生黄芪30g,炒党参30g,白茯苓10g,生白术10g,炙甘草6g,广陈皮10g,姜半夏10g,广木香10g,缩砂仁6g(后下),炒枳壳10g,生薏苡仁30g,藤梨根30g,川朴花10g,30帖。以后转方以本方连服3个月。

2014年10月中旬复诊,患者精神可,纳食开,六脉平和有力。

体会:这例病人胃癌术后胃脘时有饱胀灼痛、大便溏薄,脉右关轻取应胃滑数有力,重按应脾偏软,六脉之中惟右关为病脉,病属不深,左关脉无殊,说明病邪未反伤肝胆,右寸脉平,肺脏无恙,但此胃实热脾虚寒之证,必须用寒热反药互用之剂,仲景半夏泻心汤正为此而设,合入小陷胸汤为加重清胃止痛之力,方以芩、连与炮姜反药相激,平调脾胃,二术、夏、朴、陈、苓、枳健脾理气化湿,绵茵陈、蒲公英、藤梨根、全瓜蒌清热涤痰止痛,炒鸡金开胃消食,由于用药切中寒热错杂病机,二诊即有显效,大便成形,胃痛缓解,脉象同上,说明病邪仍存,需去瓜蒌乘胜追击。三诊胃痛除,脉右关轻取滑,重按软,表示寒热错杂病机转为单纯脾虚运化不利而湿浊难去之候,以香砂六君子汤加黄芪、枳壳、川朴花、生薏苡仁健脾和胃理气,加藤梨根清胃中余毒,如此连服三个月,脉症皆平,以王道收功。

(三)肝癌案

肝癌为癌中之王,死亡率很高,而我东南沿海地区温湿多雨、河道纵横,湿热熏蒸于大地,人民生活于斯,湿热常循脾胃、肌表,反侮肝胆,加之原有乙肝病毒与胆道结石患者众,湿热与邪毒相搏于肝胆,瘀结成块,形成肝癌,湿热实际上是导致肝癌的重要病因。肝癌脉象当然主要在左关肝胆部,但又与右关脾胃部密切相关,在肝癌病理过程中每见肝气郁结、肝盛犯脾而致脾气亏虚,可在右关深按应脾部扪及无力脉。如果肝郁化火伤阴则肝阴受损,肝肾精血同源,肝阴亏耗过多必连及肾,使肾水枯涸,左关尺二部深按应肝肾部均现数而无力的脉象。肝与胆相表里，肝气失于疏泄则胆汁不畅，使左关部轻取重按均出现病脉。至于肝胆脾胃湿热纵横，木土互为乘侮，左右两关脉均呈滑数有力之脉象，前胃癌节已有记载，便不再细叙。下举一病案谈谈体会。

[肝癌案]

俞某，男，64岁，住城关镇东门外，退休汽车司机，门诊号：646016。

患者素有乙肝病史，2007年4月份，在绍兴市中医院做上腹部增强CT，发现肝脏多个2cm左右肿块，诊断为肝癌，已在绍兴市中医院做过一次肝癌介入手术（TACE术）。2007年10月7日来我院门诊，上腹部CT复查发现肝右叶又新增多个2cm左右病灶，附近原来病灶碘油沉积，AFP：385ng/ml，简单查血手术常规，下午立即行肝癌介入治疗，以丝裂霉素与进口碘油混合制成悬浊液，缓慢注入病灶内，并用明胶海绵条栓塞肿瘤血管，手术顺利，无明显不良反应，第二天晨去留观室拆除右股动脉穿刺口压迫绑带，察患者舌红苔黄腻，诊脉左右两关轻取重按均为滑数之象，诉胃脘饱胀，纳差乏力，辨为肝胆脾胃湿热弥漫，拟清热利湿解毒、和胃疏肝利胆为法，芩连平胃散合龙蛇羊泉汤加减：淡黄芩10g，软柴胡10g，炒苍术10g，制川朴10g，姜半夏10g，广陈皮10g，白茯苓10g，通草6g，炒枳壳10g，紫苏梗10g，川黄连6g，生山栀10g，干芦根30g，生薏苡仁30g，龙葵20g，蛇莓20g，白毛藤30g，藤梨根30g，14帖。由于家中经济条件较差，介入术后门诊留观两天后即回家中调理。

2007年10月22日二诊，纳食可，胃脘时有痞满不舒，舌脉未变，查AFP降至120ng/ml，守上法续进14帖，以后多次复诊，胃痞缓解，但舌脉未有明显改变，一直守原方服用。半年后，本院CT复查肝脏又发现新的病灶，AFP上升到320ng/ml，立即又做一次肝癌介入治疗，碘油栓塞病灶，术后再以原方加减调理，如此直至2014年7月，肝癌病灶反复复发，反复介入化疗加碘油栓塞，术后用中药调理，由于舌红苔黄腻及左右两关脉滑数之象一直没有明显改变，肝胆脾胃间湿热难以去根，一直以疏肝利胆和胃、清热利湿解毒首诊方稍作化裁口服，病人长期带瘤生存。最后几次介入治疗，由于种种原因，本院停止放射介入手术，介绍去人民医院介入治疗。

体会：本例患者素有乙肝病毒潜伏于肝内，江南湿热恒盛，熏蒸入内与肝内病毒互为胶结，日久成形结块，形成肝癌。病人舌红苔黄腻，纳差胃痞，脉左右两关轻取重按均为滑数之脉象，左关部应肝胆，右关部应脾胃，综合脉症，肝胆脾胃中焦之地均为湿热邪毒熏蒸缠绕，处方不但要清肝利胆，祛湿解毒，而且更加要照顾到脾胃，脾胃运化之枢得健，湿热邪毒才能得以升降消散，以芩连平胃散加枳壳、苏梗、山栀、茵陈、芦根、米仁等使肝胆脾胃中湿与热分，而龙葵、蛇莓、白毛藤(龙蛇羊泉汤)加藤梨根为我治疗湿热型恶性肿瘤的常用方剂,四药相合,清解癌毒,使毒与湿热孤,以后多次复诊,舌脉未见改观,这是病深日久,湿、热、毒如胶似漆,非短期能效,所以不改主方,原方稍做加减长期服用,后来肝内病灶反复定期复发,此起彼伏,做肝癌介入治疗前后共达 11 次之多,坚持 7 年中药从未中断,终于达到长期生存的治疗目的,最后 CT 复查片子上肝脏上满是密密麻麻的结节状高密度碘油沉积,触目惊心,但对于恶性肿瘤病人来讲,没有什么比活着更重要,此病人连续七年让我在门诊中细细把脉研求,使我对肝癌湿热脉象的体会较为深刻,多诊识脉,脉诊最好的老师其实是病人。

(四)肾癌案

肾癌起源于肾小管上皮细胞,可发生于肾实质任何部位,中医学认为多因肾阴亏损,外受湿热邪毒,入里蕴毒,胶结于肾脏成形结块形成肾癌。从脉理上来讲,右尺部重按应命门之部,实际上男为睾丸女为卵巢,男子以藏精,女子以系胞,内寄真火元阳,主人体生殖功能,而真正西医层面上的双肾实际上应为左尺部重按肾水部,内寄真水元阴,左尺部轻取又应膀胱,所以说左尺部(轻取应膀胱,重按应双肾)实际上代表着人体的泌尿系统,肾癌进展产生尿血、腰痛等症状必定能使左尺部脉象随之而变,因此肾癌的脉位重点应放在左尺部;左关部与左尺部相邻,肾中邪毒炽盛,常旁及肝经,使肝火炽盛,左关部深按数而有力,木克土,又可使右关部脾胃脉产生异变,反正临诊中可以根据实在症状与病脉分析脉机病理推求转归,我觉得脉诊在中医诊疗肾癌中有很多时候可占主导因素。

[肾癌案]

蔡某,男,56 岁,新昌大佛寺村人,门诊号:607050。

患者因长期吸烟时有咳嗽于 2014 年 6 月 8 日来我院行胸部 CT 及上腹部增强 CT 扫描,发现右肾中下极约 2cm 左右大小肿块,考虑肾癌,1 周后住入本院外科 957 床,住院号:145508,于 2014 年 6 月 17 日请浙一医院夏丹教授主刀全麻下行腹腔镜下右侧肾脏部分切除术,术中见:右肾下极可见 1.5cm×1.5cm 大小肿块,而证实术前诊断,手术顺利,术中出血少。2014 年 6 月 21 日晨,外科特邀中医会诊,察患者舌红无苔,诉右腰胁术口刺痛不适,乏力少食,口干便结,脉左关、尺二部重按数而无力,左关部重按有涩感,辨为肝肾阴虚,兼络脉血瘀,拟滋补肝肾兼行瘀血,一贯煎加味:北沙参 15g,原麦冬 15g,肥玉竹 10g,制黄精 15g,全当归 10g,生地黄 15g,黑玄参 30g,枸杞子 30g,川楝子10g,广郁金10g,生白芍10g,乳香10g,没药10g,丝瓜络10g,10帖。

2014年7月2日患者出院,病理报告为透明细胞癌,特来门诊要求出院带中药口服,右腰胁术口刺痛缓解,大便已正常,仍有乏力,舌红少苔,左关重按涩感已去,左关、尺二部重按数而无力,原方去乳、没、丝瓜络加太子参30g,30帖。以后三月一直服用上方,患者乏力好转,舌红少苔,左关、尺两部渐渐有力,近期B超复查无异常,烟酒已戒。

2014年10月5日突然在右额部近目处发出带状疱疹,皮损鲜红,灼热刺痛,疱壁紧张,口苦咽干,心烦易怒,便秘尿赤,舌红苔黄厚,脉左关重按滑数有力,左尺重按数而无力,辨为肾阴亏耗,肝经郁热,拟清泻肝火,解毒止痛,龙胆泻肝汤加味:龙胆草6g,生山栀10g,淡黄芩10g,软柴胡10g,建泽泻10g,川木通6g,全当归10g,生地黄15g,车前子20g(包煎),板蓝根30g,牛蒡子10g,薄荷6g(后下),龙葵20g,蛇莓20g,白英30g,蒲公英20g,14帖。

2014年11月1日再诊,颜面疱疹已退,疼痛消失,皮肤上遗有瘢痕,便通尿清,舌红苔薄,脉左关重按略滑数,左尺重按仍数而无力,辨为肾阴亏虚,肝经热毒残存,肾癌术后滋阴解毒无旦夕之效,加上天气渐寒,为其拟膏滋方缓图:大熟地300g(砂仁20g拌入),山萸肉300g,怀山药300g,白茯苓100g,建泽泻100g,牡丹皮100g,枸杞子300g,杭白菊100g,制黄精150g,制首乌150g,女贞子150g,墨旱莲150g,黑玄参300g,生地黄150g,原麦冬150g,北沙参150g,南沙参150g,苏丹参150g,天冬150g,百合300g,太子参300g,全当归100g,赤芍药100g,石莲子100g,佛手柑100g,香橼皮100g,龙葵300g,蛇莓300g,白英300g,蒲公英150g,上药浓煎取汁,加入龟板胶250g,鳖甲胶250g,冰糖500g,黄酒500ml,鲜铁皮石斛500g(另煎兑入)收膏,早晚空腹各一匙,开水冲服,患者冬令连服二料。

2014年12月20日来我院双肾增强CT复查无殊,舌红苔薄白,体重增加6斤,无明显不适感,脉左尺重按病脉已起,嘱把剩余膏方服完,半年后CT复查。

体会:肾癌起源于肾小管上皮细胞,可发生于肾实质任何部位,中医学认为多因肾阴亏损,外受湿热邪毒,入里蕴毒,胶结于肾脏成形,形成肾癌。从脉理上来讲,右尺部重按应命门之部,实际上男为睾丸,女为卵巢,男子以藏精,女子以系胞,内寄真火元阳,主人体生殖功能,而真正西医层面上的双肾实际上应为左尺部重按肾水部,内寄真水元阴,左尺部轻取又应膀胱,所以说左尺部(轻取应膀胱,重按应双肾)实际上代表着人体的泌尿系统,肾癌进展产生尿血、腰痛等症状必定能使左尺部脉象随之而变,因此肾癌的脉位重点应放在左尺部。左关部与左尺部相邻,肾中邪毒炽盛,常旁及肝经,使肝火炽盛,左关部深按数而有力,木克土,又可使右关部脾胃脉产生异变,临诊中可以根据实在症状与病脉分析脉机病理推求转归。我觉得脉诊在中医诊疗肾癌中有很多时候可占主导因素,如本例病人体检早期发现肾癌,虽无尿血、腰痛等症状,但肾中邪毒早已蕴藏多日,使肝肾中阴液默默损耗,手术加重阴血亏失,诊左关、尺二部肝肾脉数而无力,正是肝肾阴虚明证;口干便结、舌红无苔,均是伤阴所致,而左关部重按肝脉涩涩然为手术刀刃伤及血脉,瘀血阻络,故腰胁术口刺痛不适,病机既明,方药随之而出,以沙参、麦冬、玉竹、黄精、生地、杞子、玄参滋养肝肾,当归、白芍养血柔肝,金铃、郁金、乳香、没药疏肝活血生肌定痛,丝瓜络通利络脉,10剂后刀口疼痛缓解,但左关尺两部重按仍数而无力,说明肝肾阴虚病理仍然存在,左关脉重按涩感已去,说明络脉瘀血已除,故守一诊方去乳、没、丝瓜络滋补肝肾之阴,加太子参30g为气阴双补,连服此平稳王道方药三月,B超复查一切正常,乏力好转,左关、尺两部脉渐渐有力,病入坦途。不想2014年10月15日突发右额部近目处带状疱疹,剧烈疼痛,患者及家人惊慌失措,脉诊得左关重按滑数有力,为肝经郁火,左尺重按数而无力,为肾阴亏损,想足厥阴肝经上行连接目系,出于额,右额部近目处正是肝经所过之处,此是肾脏邪毒,转行入肝,循肝经向上经右额部肌肤透出,邪毒有出路,这是好的现象,疱疹灼热疼痛,皮损鲜红,心烦口苦,尿赤便秘,舌红苔黄厚,正是肝经热毒外透之象,方处龙胆泻肝汤清解肝经热毒,唯恐解毒之力不够,合入龙蛇羊泉汤加板蓝根、蒲公英清热败毒,牛蒡子、薄荷向外宣透热毒,2周后带状疱疹已愈,诊脉左关重按略数,为肝经余毒未尽,左尺重按数而无力,为肾中阴液仍枯,为治本源,排余毒,处滋阴解毒膏方调理,以二冬、二地、南北沙参、玄参、百合、石斛、黄精、女贞子、墨旱莲等大队滋养阴液,加龙葵、蛇莓、白英、公英拔出余毒,恐阴腻之品太多碍胃,加佛手、香橼理气但又不伤阴,最后以血肉有情之龟、鳖纯阴二胶合成膏滋,早晚空腹服用缓治,术后半年患者来院双肾CT复查无殊,诊脉左尺重按肾水脉有力,说明肾中真阴基本康复。

在恶性肿瘤治疗中,我发现一个奇怪的现象,很多早期患者会在治疗过程中突然发出带状疱疹,如本案与前肺癌4案,其部位往往以两胸胁、额部、目周、头顶部肝经上行所及部位多见,在多年观摩中发现,凡透出带状疱疹患者往往恢复良好,甚少有复发、转移之忧。而且我发现,晚期恶性肿瘤病人往往难以透出带状疱疹,上放化疗后,晚期病人更加难以见到此类案例,这值得我们深深思考。随着这段时间我读到关于欧美国家应用病毒类药物治疗恶性肿瘤的一些尝试,我有一个大胆的设想,是否可以联合国内病毒专家、皮肤病专家、肿瘤专家搞一个跨学科肿瘤治疗研究，把恶性肿瘤病人发出的带状疱疹病毒收进实验室培养起来，然后筛选出几例自愿尝试的恶性肿瘤病人，把培养好的带状疱疹病毒注入相应部位，如古代"种痘术"一样，人为制造出带状疱疹，从而可使体内邪毒被吸引外透，再配以解毒外透之中药来治疗以造福于广大恶性肿瘤患者。我觉得我们治疗恶性肿瘤，有时不必只着眼于清热解毒、活血化瘀、软坚散结等常法，也不必一直把恶性肿瘤以中医癥瘕积聚来论治，我们可以广开思路，中医温病中治疗温毒"宣透"之法或许值得我们认真思考和借鉴。

一一、反脉与反药

（一）反脉

所谓反脉，是指十纲病脉中性质、手感、位置截然相反的五组脉象。浮与沉、迟与数、滑与涩、有力与无力、硬与软，在同一脉位或两个脉位以上同时出现，往往在表里同病、寒热错杂、燥湿重叠、痰瘀互结、虚实共存等病机复杂的难治性疾病中出现。

一般病机单纯、病邪性质单一的外感和内伤病不会出现反脉，疾病迁延日久损及多脏腑或外感内伤兼夹、外淫病邪多种交替是造成反脉的主要原因。如外感病外寒内热型尚未累及脏腑，六脉浮取皆为迟，沉取皆为数，这是外部寒邪侵袭肌表，尚未循经入内影响脏腑，体内卫阳迅速反应，人体气血立即向外防御，脉气顿鼓于外，故六脉浮取皆得迟脉，而同时热邪炽盛（热邪可直接从人体开口向外孔窍入内，从口鼻入肺胃最为常见），体内虽热邪充盛，但同样尚未影响脏腑，从内循经外传寸口，故六脉沉取皆得数脉，这就形成了浮沉、迟数反脉。反过来，如外部为热邪侵袭肌表，尚未循经入内累及脏腑，则六脉浮取皆为数脉，同时寒邪从人体孔窍入内，且也尚未影响脏腑，六脉沉取皆得迟脉，这也会形成浮沉迟数反脉，但病机却为外热内寒。又如外部湿邪伤人肌表，尚未循经入内影响脏腑，六脉浮取皆得滑脉，同时燥邪从人体孔窍入内，尚未影响脏腑，六脉沉取皆得涩脉，这就形成了浮沉、滑涩反脉，病机为外湿内燥。而外部燥邪伤人肌表，尚未入内循经影响脏腑，六脉浮取皆得涩脉，同时湿邪从人体孔窍入内，也尚未影响脏腑，六脉沉取皆得滑脉，这也形成了浮沉、滑涩反脉，但病机却为外燥内湿。风邪，在六淫外感病中扮演重要角色，寒、热、燥、湿四邪随风变为风寒、风热、风湿、风燥，风推波助澜伤人肌表或从诸多孔窍中潜行入体内，如伤内、外之淫邪，病理性质截然相反，这就形成了反脉。饮食作为外感病第七淫邪，有形从口入内，如为滚烫饮食，实则与无形热淫同，冰凉饮食，实则与无形寒淫类，如肌表为外感无形寒（热）淫邪所伤，同时偏于寒热饮食从口入内伤人，两者均未影响脏腑，也会引起外寒内热、外热内寒之浮沉、迟数反脉。当然,如外感无形燥湿淫邪伤人肌表,同时饮食中如油腻、海鲜等湿浊食品过量为有形湿邪,花生、瓜子等干燥食品过量为有形燥邪,从口入内尚未影响脏腑,同样也会引起外湿内燥、外燥内湿之浮沉、滑涩反脉。以上外感病由于从外至内,均未累及脏腑,脏腑又无虚损,故基本不会出现无力、有力反脉。

当外感病影响到脏腑或内伤脏腑杂病,会在六脉相应的脏腑分部定位处自然扪到病脉。内伤杂病内生五邪风、寒、燥、湿、火中,内风一样为诸邪统领,风生万物,又能杀万物,领内寒、内火、内湿、内燥伤人五脏六腑,如果病机复杂、寒热夹杂、湿燥胶结、本虚标实,病变累及多个脏腑,就同样会出现迟数、滑涩、有力无力反脉,此时浮沉脉为浮取应腑、沉按应脏,以浮沉指力分脏腑,不似前述单纯外感病未至脏腑之浮沉反脉分表里。如内热伤胃,已累及胃腑,自然在右关轻取胃部形成数而有力脉,同时如右关沉按却为迟而无力之脉,说明又存在脾脏虚寒之证,综合右关两部病脉,为寒热虚实错杂之胃实热脾虚寒证,形成迟数有力无力反脉,临床上很是常见,习用半夏泻心汤类方寒热虚实平调。又像内湿伤脾,右关重按为滑脉,卸力轻取右关却为涩脉,说明同时又存在胃燥,为胃燥脾湿之证,可在同一右关部出现滑涩反脉,治疗应燥湿并除,可用叶氏益胃汤之类养胃阴滋胃燥,又需配合健脾利湿药如扁豆、薏苡仁、苍术、茯苓、半夏、陈皮等。又像肺脏热邪炽盛,自然可在右寸沉按扪及数而有力之脉象,如同时在右关沉按扪及迟而无力之脉象,表示脾脏虚寒,从而形成肺实热脾虚寒复杂证候,产生迟数、有力无力反脉,可用《伤寒论》麻黄升麻汤类方加减治疗。再像左关尺沉按二部俱为涩数无力之脉象,为肝肾阴虚之证,而同时在右关部沉按扪及滑而有力之脉象,却是湿浊蕴脾之实证,这就在同一个人中出现了滑涩、无力有力反脉。随着临证日多,我在门诊和病房会诊中经常会碰到此类脏腑损伤、虚实寒热燥湿兼杂病人,据反脉与舌症同参辨证用药,实有药到功成之效。

另外,涩脉除燥邪会引起外,种种原因引起的瘀血内阻也会产生涩脉,而在一些痰瘀互结的复杂疾病中,痰湿与瘀血两种病理产物互为缠绞,使脉象中滑中带涩,涩中带滑,出现滑涩反脉相激的特殊脉感,在前一章阐述恶性肿瘤脉象中有好几个病案出现,有心者可细探之。

（二）反药

所谓反药,不是指"十八反"之药物,而是指中药药性完全相反的两类药物,如寒药与热药,燥药与湿药,补药与泻药等。

《素问·至真要大论》云:"寒者热之,热者寒之",《神农本草经》又云:"疗寒以热药,疗热以寒药",古代医家早就提出了寒热反药理论,历代以来,名家辈出,中药理论亦不断完善进步,药性分类越分越细,但对于反药研究,到目前为止,尚没有学者真正对其进行全面系统的总结,特别对于燥湿反药。近五年来每逢正月除夕假期,我必然在家静心把《伤寒论》《金匮要略》诸理论方剂复习一番,发现其中应用反药治疗复杂疾候的方剂实多,如半夏泻心汤、生姜泻心汤、甘草泻心汤、黄连汤、大黄附子汤、厚朴生姜半夏甘草人参汤、桂枝芍药知母汤、麻黄升麻汤、瓜蒌瞿麦丸等,不但寒热反药并用,而且燥湿反药、补泻反药等均在其中老练应用。后来又在研究后世一些经典方剂时发现,很多此类方剂,如左金丸、交泰丸、枳实消痞丸、温脾汤等,特别是张景岳的金水六君煎,起用熟地黄滋阴与半夏、陈皮等燥湿药共用,使我对燥湿反药应用启发很大,在反脉理论的指导下,我在一些复杂病例中据反脉应用相应反药,频收佳效,现简单总结一下我临床上最常用的两对反药如下。

1. 寒热反药

寒药:本类药物大多性味苦寒,泄热降火之力甚大,常用药如:黄连、黄芩、山栀、石膏、黄柏、金银花、连翘、蒲公英、鱼腥草、金荞麦等。

热药:本类药物大多味辛性温热,善走脏腑而能温里达经祛寒,常用药如:干姜、附子、川椒、细辛、桂枝、高良姜、吴茱萸、小茴香、荜茇等。

2. 燥湿反药

湿药:实际上就是滋阴类药物,以增加人体水分、纠正体内阴液亏虚为主要功效,性味大多甘寒,饮片往往饱满丰润多汁,如南北沙参、生熟二地、天麦二冬、玄参、玉竹、黄精、何首乌、枸杞子、百合、石斛等。

燥药:实际上就是祛湿药,以祛除人体水分、纠正体内水液过多为主要功效,分三类,第一类为"风胜湿"药,性味辛温而燥,直接带走体内多余水液,如羌活、独活、荆芥、防风、海风藤、威灵仙、川芎、藁本、千年健等,第二类为"燥胜湿"药,性味芳香,偏于温燥,主要通过促进脾胃运化水湿间接排出体内水分,如藿香、苍术、川朴、半夏、陈皮、砂仁、白豆蔻、佩兰、草果等,第三类为"淡渗湿"药,性味多甘淡,作用走向偏于下行,主要通过促进膀胱利尿排出人体水湿,如猪苓、茯苓、泽泻、薏苡仁、车前子、滑石、通草、木通等。

我在临床上经常使用反药治疗出现反脉的复杂病例,由于寒热反药的使用前面已有病案描述,便不再述,现特摘近年来两例燥湿反脉用燥湿反药治疗的病案如下。

(1)王某案

王某,女性,39岁,新林乡竹岸村人,门诊号:555911,2014年10月9日初诊。

患者5天前半夜送发热小孩至人民医院治疗,第二天出现全身酸重疼痛,在人民医院中医科就诊,诊为风寒感冒,以荆防败毒散加味汤剂口服,症不减,反增口干舌燥之候,今来我院门诊,察舌红,苔薄白,脉诊六脉浮取皆为迟滑有力之象,沉按皆为涩数之象,辨为外感寒湿,内有燥热,拟祛寒利湿与滋阴清热并用:羌活10g,独活10g,荆芥10g,防风10g,炙甘草6g,白芷10g,北沙参15g,原麦冬15g,肥玉竹10g,天花粉15g,宣木瓜15g,秦艽15g,炒山栀10g,黑玄参30g,5帖。

2014年10月14日二诊,舌淡红,苔薄白,全身酸重及口干舌燥均消失,表里病脉已去,嘱频以连皮梨煮汤饮用。

体会:王妇半夜奔波致寒湿袭身,入体着于经络,故出现全身酸重疼痛,而初秋燥气已生,湿热暑气又尚未全去,平时温燥之气已入体内,今在外寒湿之气使汗孔玄府闭塞,温燥之气透之难出,前医纯以风寒论治,只以羌活、独活等辛燥之品入煎,益助体内温燥邪气,故症不减,反增口干舌燥等症,幸内外病邪均未累及脏腑,六脉浮取皆为迟滑有力,为外有寒湿脉象,沉取皆为涩数有力,为体内温燥邪气炽盛,综合分析,为外寒湿、内温燥杂感之病,故出现浮沉、迟数、滑涩反脉,复杂反脉病证需要反药治疗,寒湿入体着于肌表经脉,故用第一类"风胜湿"燥药羌活、独活、荆芥、防风、白芷、秦艽祛风胜湿散寒,使毛孔张开,配合沙参、麦冬、玉竹、花粉、木瓜、玄参诸湿药滋阴液润内燥,并使前燥药祛湿不伤阴,山栀清热,众药相合,体内温燥之邪得润得清,体表经脉中寒湿得祛得温,玄府一开,余邪得透,结果5剂症状全消,表里相应,病脉皆去,说明内外病邪都清,恐初秋温燥之气再犯,梨汤调养可也。

(2)吴某案

吴某,男,88岁,小将镇人民政府退休,门诊号:10723873。

患者嗜食烟酒,平时常有头晕、乏力,经常来我处中药调理,以肝肾阴虚论治,每收佳效,2013年7月上旬被请去磐安县续写家谱,连日恣食当地山珍肥甘,归来即觉腹满胸痞,口干便结,头晕乏力,自服"藿香正气水""保济丸"无效,2013年7月20日来我院门诊,舌红苔白腻,脉左关尺重按涩数无力,右关轻取重按均为滑而有力,辨为湿邪困脾胃,肝肾阴液亏乏,虚实湿燥夹杂证,拟平胃散合叶氏益胃汤加减:炒苍术10g,制川朴10g,炒枳壳10g,姜半夏10g,广陈皮10g,白茯苓10g,通草6g,生薏苡仁30g,佩兰10g,北沙参15g,原麦冬15g,木瓜15g,黑玄参15g,肥玉竹10g,枸杞子15g,杭白菊10g,鲜铁皮石斛

15g,7 帖。

2013 年 7 月 27 日复诊,腹满胸痞大减,口干便结、头晕仍存,舌红苔薄,右关部滑数有力之脉已平复如常,左关尺重按涩数无力依旧,守上法减去半夏、陈皮、茯苓、枳壳、苍术、川朴,加扁豆 15g,14 帖。

2013 年 8 月 11 日三诊,左关尺重按病脉已起,诸证消失,带杞菊地黄丸 3 瓶口服。

体会:本病人肝肾之阴素有不足,暑天又为家谱奔走山区,贪食厚味湿食,致右关轻取重按脾胃二部均出现滑而有力之象,为湿浊过重困蕴于脾胃;左关尺两部重按应肝肾,涩数无力为肝肾两脏阴液枯涸之象,高年水亏,暑气逼人,水落石出,可想而知,故腹满胸痞、口干便结、头晕乏力并见,舌质红代表阴液伤、虚火旺,苔白腻为脾胃湿重,上泛于舌所致,综合症、舌、脉,可知此病为累及脏腑之虚实燥湿夹杂证候,出现湿燥、有力无力反脉也是必然,治疗上应用燥湿反药相激相反相成,一方面以燥药第二类芳香胜湿药,苍术、川朴、枳壳、陈皮、茯苓、通草、薏苡仁、佩兰健脾和胃、利湿消痞,一方面以沙参、麦冬、木瓜、玄参、玉竹、枸杞子、白菊、石斛滋养肝肾之阴。二诊右关部滑数有力之脉已平,腹满胸痞大减,说明脾胃间湿浊已运化而去,陈、夏、苓、枳、朴、术等燥药当然可撤,而左关尺两部重按仍涩数无力,说明肝肾阴虚短期难复,故治疗上以滋阴为重稍加薏苡仁、扁豆健脾利湿又不伤阴之药可也。经半月守方治疗调养,肝肾阴液渐渐充满,左关尺重按衰脉已起,相应症状消失。像此患者如按照常规脏腑先后来进行治疗,治脾胃湿盛则燥湿之药伤阴,先治肝肾阴亏,则大队阴腻湿药增湿,只有燥湿、滋阴反药在辨脏腑病位基础上共用,虚补实祛,才是万全之策。另外,我觉得使用反药治疗反脉证候,应严格依据脉象进退及症状增减,随时适当调整药物,不过度治疗,也决不姑息养奸。

十二、冲脉病变脉象体会与
火砖镇冲汤的应用

冲脉起于胞中，为奇经八脉之一，上行头目，下至腹足，分布广泛，贯穿全身，为一身气血之要冲，故能"通受十二经脉气血"，为十二经脉之海，与五脏六腑密切相关，故又称五脏六腑之海。我认为冲脉主要和肝、脾、肺、胃四脏腑关系密切，与心、脾及其他脏腑关系相对较弱。冲脉为"血海"，所以冲脉下损往往是肝肾间阴液慢慢耗伤，血海也就渐渐亏虚，在脉象上常表现为左关尺重按应肝、肾二部呈涩数无力之象，常以枸杞地黄丸、六味地黄丸、四物汤、补肝汤等滋肝养肾方剂缓图取效。而种种病因引起血海满盈，冲脉之气上逆，则往往累及肝、胃、肺，胃气上逆则恶心、呕吐、呃逆，肺气上逆则咳喘、气急、为哮、为喘，肝气上逆则头晕头痛、目眩中风，这些病证临床上都非常常见，故值得我们好好探究。冲脉上逆之病，需按累及何脏腑来求脉机，如症见恶心呕吐、胃脘不适，脉右关轻取胃部反常，为冲脉之气犯胃致胃气上逆也；如症见咳嗽气上、为哮为喘，脉右寸重按肺部反常，为冲脉之气累肺致肺气上逆也；如症见头晕头痛、目眩肢麻，脉左关重按肝部反常，则为冲脉之气及肝致肝气上逆也。临床上我常常在辨脉辨证的基础上，起用祖传火砖镇冲汤，治疗一些冲气上逆犯肝、胃、肺的顽固性、难治性疾病，取得非常良好效果，现重点描述如下。

（一）火砖镇冲汤

火砖镇冲汤，其传承脉络一直可以追溯到100多年前，第一代先祖俞鉴三，字子川（1873—1943），清邑庠生，大市聚镇管家岭村人，悬壶于大市聚周泰山堂，宗尚仲景，广集民间验方，初创火砖镇冲汤治疗胎前产后病。第二代传人俞岳真（1911—1991），曾为浙江省首届中医学会理事，绍兴市中医学会副会长，新昌中医学会名誉会长，新昌县政协委员，医学得父亲传，对叶天士治疗内伤杂病的理论与经验研究尤有心得；1982年被浙江省卫生厅评为省级名老中医，著《叶方发微》一书，获省科协较佳论文奖和省中医学会优秀论文二等奖，火砖镇冲汤收录其中，药味有所增加，主要应用于难治性妊娠恶阻的治疗。第三代传人俞究经,1946年生,新昌县中医院副主任中医师,17岁随其父习医七年,1983年7月,由县卫生局选派配备为名老中医学术经验助手,跟随省名老中医俞岳真临证三年,尽得其传,临床治病既发扬传统特色,又善于总结创新,对内科疑难杂症及妇科月经病、胎前产后病的治疗有中医诊疗特色,用火砖镇冲汤治疗妊娠恶阻屡获奇效,近10年来第四代传人俞行重新整理祖父遗著《叶方发微》,对火砖镇冲汤进行深入研究,扩大了治疗范围,认为凡是冲脉之气上逆的病证均可使用火砖镇冲汤进行加减治疗,在中医内科疾病呕吐、嗳气、咳嗽、眩晕等病证中广泛应用。本方吸收了本地民间验方,且几代人在临证中不断继承创新发展,辨冲脉用药,疗效确切,具有较高的临床应用价值。

火砖镇冲汤

紫石英30g　姜半夏12g　白茯苓10g

化橘红10g　老苏子6g　生甘草2g

火砖汤煎药代水

制火砖汤法:取乡间洁净红砖七、八块,入炭火中煅似红铁,用火钳急取一砖,投入盆中清水内,使水沸,沸止弃砖,如此凡七、八次,将盆中之水,漂去浮杂,取澄清液煎药。

加减:挟肝火,口苦,脉数者,加丹皮、山栀;脉细形寒,加生姜、吴茱萸;肝气郁滞,加苏叶、香附。

主治:妊娠呕吐或经行呕逆不食,以及痰气上逆、呕吐、嗳气、咳嗽、眩晕等证。

火砖镇冲汤以火砖汤煎药代水,火砖汤制法独特,禀火土之气,镇吐之力胜于伏龙肝,对冲脉之气上逆诸病有效,特别对妊娠恶阻严重,百药无效者,有神奇疗效。

(二)实例应用

(1)张某案

张某,女,44岁,梅渚村人,2006年7月20日来诊,妊娠5个月泛恶清水不止,伴纳食不适,头晕目眩,舌淡苔薄白,脉右关轻取滑而有力,左关沉按硬而有力。右关轻取应胃有力,为胃气盛而上逆之象,滑为湿痰盛,故泛恶清水;左关沉按应肝硬而有力,为肝气盛而上逆之象,故头晕目眩。分析其发病机理,为女子妊娠冲脉满盛,其气上逆犯于肝胃,肝胃之气上逆,致妊娠呕吐、眩晕不止,火砖镇冲汤加减:紫石英30g(先煎),姜半夏12g,白茯苓10g,西党参30g,化橘红10g,老苏子10g,生甘草5g,生晒白术12g,另火砖汤煎药代水,

5帖。

2006年7月25日复诊，呕吐、眩晕均止，惟纳食欠佳，左右两关盛脉皆平，惟右关略无力，此为标实去，本虚现，脾胃虚弱，拟香砂六君子汤加焦三仙健脾开胃，5帖。

（2）杨某案

杨某，女，43岁，建设银行职工，患者每次月经来潮前剧烈呕吐达半年，2009年6月5日来诊，舌淡苔白，脉右关轻取有力，左关沉取滑利有力，伴乳房、小腹胀痛，右关轻取应胃，有力为胃气盛实上逆之象，而左关沉按应肝，脉滑利有力伴乳房、小腹胀痛为冲脉血海充盈，月经将来之候，辨为经前肝胃之气上逆呕吐，火砖镇冲汤加减：紫石英30g（先煎），姜半夏10g，白茯苓10g，化橘红10g，生姜片10g，代赭石30g（先煎），炒枳壳10g，5帖，另煎火砖汤代水。

（3）陈某案

陈某，男，12岁，新昌实验小学学生，2010年12月11日初诊，5天前感冒后咳嗽喘息，声高息涌，喉间哮吼痰鸣，咳痰稠黄，身热面赤，口干咽红，小便短黄，舌红苔黄腻，脉右寸沉按滑数有力，诊为小儿热哮病，为痰热内阻于气管，冲脉满盛上犯于肺，肺气上逆，致咳喘哮鸣有声，拟麻杏石甘汤合火砖镇冲汤加味：炙麻黄6g，苦杏仁6g，生石膏15g，生甘草2g，桔梗6g，淡黄芩6g，化橘红6g，桑白皮6g，干地龙6g，鸣蝉衣6g，枇杷叶8g，炙款冬花6g，鱼腥草15g，紫石英20g（先煎），老苏子6g，请自制火砖汤代水煎药，5帖。

2010年12月16日再诊，咳嗽喘鸣及其他见症均愈，右寸沉按肺部滑数有力，脉已平，正是脏气清灵，随拨随应。

（4）罗某案

罗某，女，45岁，住体育新村，2008年1月3日初诊。患者一周前在工厂上班突然仆倒在地，不省人事，强直抽搐，口吐涎沫，移时苏醒，连日来已发作多次，今来我院中医门诊，察舌红苔黄腻，脉右关轻取滑数有力，左关沉按硬数有力，伴口苦咽干，便秘溲黄，心烦易怒，脉右关轻取应胃，滑数有力为痰（湿）热壅盛之象，左关沉按应肝，硬数有力为肝火亢奋上逆之象，综合脉、症、舌，辨为冲脉亢盛，致肝胃之气夹痰浊上扰于清窍，故频繁作痫，拟温胆汤合火砖镇冲汤加减：炒枳壳10g，竹茹10g，胆南星10g，青礞石10g，姜半夏10g，化橘红10g，白茯苓10g，通草6g，干芦根30g，老苏子6g，天竺黄10g，肥知母10g，瓜蒌子15g，制大黄10g，紫石英30g（先煎），白僵蚕15g，淡黄芩10g，紫苏梗10g，请自制火砖汤煎药代水，日一剂，分温服，10剂。

2008年1月4日二诊，服药后痫病只发作一次，且持续时间较短，舌红苔薄黄,心烦口苦减轻,便通溺清,左关沉按应肝硬数之脉已平,右关轻取应胃滑数之脉尚存,肝逆已平,胃中痰热未除,单用温胆汤加味续进可也。

(5)陈某案

陈某,女,49岁,住上礼泉村,2009年11月7日来诊,患者两侧太阳穴跳痛三周,伴灼热感,口苦面赤,已更数医中药治疗,疼痛依旧,夜寐不宁,察舌红苔薄黄,诊脉左关沉按硬数有力,左关部沉按应肝,硬数有力为冲脉充盛,肝火上逆冲顶,发为头痛,拟先祖清肝泻火法合火砖镇冲汤加减:冬桑叶10g,牡丹皮10g,炒山栀10g,双钩藤15g,杭白菊10g,夏枯草30g,紫石英30g(先煎),明天麻10g,石决明30g(先煎),苏丹参15g,请自制火砖汤煎药代水,5剂。

2009年11月12日复诊,头痛止,肝脉平,夜寐安。

(6)吴某案

吴某,男,39岁,907床,2008年11月9日病房会诊。尿毒症多年,频呕不止,饮食难进两周,全靠静脉营养维持,已住多家医院中西医结合治疗,不效,察舌红苔黄,诊脉右寸关两部轻取均滑数有力,左关沉按硬滑数有力,大便已5日未解,右寸关两部轻取应胃、大肠部,滑数有力兼便秘多日说明二腑已为痰热浊毒所结,实邪充填冲脉,冲脉之气上逆犯肝胃,肝胃之气上逆作呕,故左关沉按肝部脉便现滑数有力而硬之象,治疗此证,必须通二腑排浊毒与镇肝胃逆气并用,大承气汤合火砖镇冲汤加味:制大黄20g,炙甘草6g,瓜蒌子15g,生首乌12g,炒枳壳10g,玄明粉6g(后下),紫石英30g(先煎),代赭石30g(先煎),枇杷叶30g,制川朴10g,嘱家属急制火砖汤代水煎药,三剂药后呕止便通,能进粥食,病脉平,惟右关部轻取胃脉滑数尚存,处以芩连平胃散加味善后。

下卷 医案选录

（一）脾虚咳嗽、肥胖

吾兰巴依，女性，31 岁，蒙古族，杭州某美发美容机构上班，门诊号：650090。

反复咳嗽、痰多、胸闷 3 个月，在多家医院就诊，中西药杂治不愈。2014 年 12 月 21 日来我院中医内科门诊，体态丰腴，皮肤白润，咳出大量白痰，痰去咳止，伴肢酸、便溏，舌淡苔白，脉右关沉取无力，右寸沉取滑，辨为脾虚运化失司，痰湿上渍于肺，肺失宣肃，发为咳嗽，拟健脾理肺，化痰止咳为法，六君子汤合三子养亲汤加味：化橘红 10g、姜半夏 10g、白茯苓 10g、炒白术 10g、炒党参 30g、炒枳壳 10g、炙甘草 6g、桔梗 10g、枇杷叶 10g、炙款冬花 10g、老苏子 10g、炒莱菔子 10g、白芥子 10g、前胡 10g，10 帖。

2015 年 1 月 14 日患者来院再诊，诉上次 10 帖中药服完，咳嗽、胸闷已止，仍有便溏、肢酸，今年 6 月即将嫁入新昌，恐身体肥胖披婚纱有损形象，要求服中药减肥，察舌淡苔白腻，脉右寸沉按滑象已去，右关沉取得软脉，此为脾虚膏脂痰浊胶结于体，拟健脾益气去脂为法，防己黄芪汤加味：生黄芪 30g，防己 10g，西党参 30g，建泽泻 15g，荷叶 15g，生山楂 30g，绞股蓝 30g，茯苓皮 15g，生白术 12g，炙甘草 6g，广陈皮 10g，炒枳壳 10g，川朴 10g，大腹皮 15g，猪苓 15g，海藻 15g，30 帖，并嘱其控制饮食，坚持运动。

按：饮食入胃，游溢精气，上输于脾，脾虚失其运化之职，水谷精微在人体内聚成膏脂，形成肥胖，湿浊内生，酝酿成痰，上阻于肺，肺气上逆咳嗽，此为本例患者主要病机，初诊脉右关沉取无力，为脾虚之象，右寸沉取滑，为痰湿上阻于肺之象，咳嗽有大量白痰、胸闷、肢酸、便溏、舌淡苔白等均为佐证，反复咳嗽三个月遍治不愈，为前医只在化痰理肺止咳处下功夫，未考虑脾虚之故也，以六君子汤益气健脾、燥湿化痰，由于痰涎壅盛，充塞于肺，故加苏子、莱菔子、白芥子三子及前胡降气化痰宽胸，桔梗、枳壳一升一降通达肺气，枇杷叶、款冬花为我喜用的止咳药对，能降肺气，化痰浊，诸药相合，健复脾气、运化肺痰，10 帖后咳嗽止，胸闷解，右寸沉按滑脉已去，说明肺中痰浊基本清除，右关沉取从无力脉转为软脉，软脉主脾虚湿（痰）盛，便溏肢酸为脾虚未复，丰满肥腴为膏脂痰浊胶结于体所致，患者要求减肥，正合我意，即以防己黄芪汤加味治疗，黄芪、党参、茯苓、白术、甘草健脾益气，防己、猪苓、泽泻、茯苓皮利水渗湿，生山楂、荷叶、绞股蓝清脂轻身，枳壳、川朴、大腹皮理气化滞，海藻化痰清浊，与甘草同用，相激效增。众药相合，既恢复脾的运化功能，绝生痰之源，又利水渗湿、清浊轻身以减肥，可谓标本兼治，长期口服配合运动、饮食必有良效。本案立法处药随脉转,四诊合参,症易脉变方亦变,临床上我们辨奸识伪、察色按脉处方,活泼泼的,斯臻佳境,多诊善思,日久必有上乘学问。

(二) 脑出血

(1) 刘某案

刘某,女,68岁,云南人,门诊号:10714163,2012年10月12日上午初诊。

2周前患者来新昌探亲,突然出现左侧上肢活动不利,立即来本院急诊,头颅CT示:右基底节出血性脑梗死(CT号:18018),建议住院治疗,患者及家属拒绝,未予任何处理,在新昌女儿家休养。今日来中医内科门诊,诉左侧上肢活动不利加剧,察舌青紫苔薄,舌底静脉明显迂曲,诊左侧寸关尺三部涩而无力;建议住院治疗,患者及家属表示一切院外后果自负,并在病历上签字为凭,要求中药口服,辨为气虚络瘀型中风病,拟益气养血、化瘀通络为法,补阳还五汤加味:生黄芪60g,光桃仁10g,杜红花10g,全当归10g,干地龙10g,赤芍药10g,大川芎10g,白僵蚕10g,全蝎5g(研吞),蜈蚣5g(研吞),苏丹参30g,炒水蛭3g,桑枝30g,片姜黄10g,7帖。

10月20日二诊,左侧上肢活动不利比以前好转,舌脉未有明显改变,守上方加重黄芪用量至80g,20帖。

11月9日三诊复查头颅CT示:右基底节软化灶(CT号18676),左侧上肢已活动自如,持物有力,舌青紫已退大半,舌底静脉已不迂张,探左寸、关、尺三部略有涩象,原方加鸡血藤30g,黄芪减至30g,并去全蝎、蜈蚣、水蛭三药,20帖,带药回云南老家调理。

按:"气为血之帅,气行则血行",本例病人年届花甲,长途汽车奔波,气血不足,脉络空虚,风邪乘虚直中,血瘀于左上肢脉络,而致左侧上肢活动不利,急诊头颅CT示:右基底节出血性脑梗死,病属危重,住院治疗为稳妥之策,但由于病人经济窘迫,无奈选择在家休养。两周后来院就诊左侧肢体活动不利加重,左侧寸、关、尺三部均得涩而无力之脉,舌青紫、舌底静脉迂曲明显,以上种种迹象表明此为气虚络瘀之中风病,当以补阳还五汤加味治疗,生黄芪大剂量用至60g补益元气,意在气旺则血行,当归活血通络而不伤血,丹参、赤芍、川芎、桃仁、红花协同当归活血化瘀,全蝎、蜈蚣、僵蚕、水蛭诸虫蚁搜络药上行下攻,力专善行,周行全身之经络,桑枝、片姜黄为上肢引经之药,合而用之,气旺、瘀消、络通。二诊症状好转,舌脉虽未有明显改善,药已中病机,原方加重黄芪至80g继续治疗,三诊左上肢活动自如,持物有力,CT复查:右基底节软化灶,舌青紫已退大半,舌底静脉已不迂张,病已向愈,虽左侧寸、关、尺三部之脉略有涩象,已无大碍,故减生黄芪至30g,加鸡血藤养血活血,虫类药众多,久服伤胃,故减全蝎、蜈蚣、水蛭三峻药,以平稳之方缓缓调理气血即可。需要注意的是,本例病人脉象由于气虚风中致左上肢脉络之血痹阻不通,体内脏腑与左上肢之经脉联系已暂时隔断,左侧寸关尺三部涩脉为左侧上肢血瘀脉络,经脉不通形成,与原本寸口脏腑分部已无关系,切不可再死板以原来左侧寸关尺(脏心、肝、肾,腑小肠、胆、膀胱)这样来分部探脉。

(2)赵某案

赵某,男,47岁,工人,907床,住院号:95806。

患者因"右侧肢体无力"于2012年8月5日收住浙二医院,诊断:左侧脑出血,高血压病,经治疗后病情稳定,右侧肢体无力及头晕好转,同意出院回当地医院进一步诊治,8月29日住入本院。患者有高血压病史6余年,最高血压不详,不规则服用珍菊降压片,血压控制不详,神志清,精神软,双侧瞳孔等大等圆,光反射灵敏,右侧鼻唇沟变浅,口角左㖞,伴舌右偏,颈稍抵抗,左侧肌力Ⅴ级,右上肢Ⅱ级,远端肌力0级,疼痛刺激下右下肢肌力Ⅲ级,右侧巴氏征(+),左侧正常,辅助检查:浙二医院CT示:提示左侧基底节血肿,较前片血肿部分吸收,少量蛛网膜下腔出血已吸收(2012年8月28日),初步诊断:①左侧脑出血,②高血压症。予降颅压、改善脑循环等对症输液处理,并以中药汤剂口服(补阳还五汤加减),不料一周后右侧肢体无力加重,有麻木感,又伴头晕、头痛。9月10日邀我去病房会诊,切右寸关尺三部涩而滑数有力,察舌红苔黄腻,问大便已多日不解,辨为痰、热、瘀互结,阻滞脉络,兼风痰上扰、腑气不通,拟清热化痰、活血通络为大法,黄连温胆汤加减:淡黄芩10g,川黄连6g,炒枳壳10g,制大黄10g,胆南星10g,全瓜蒌30g,竹茹10g,姜半夏10g,化橘红10g,白茯苓10g,通草6g,干地龙10g,明天麻10g,苏丹参15g,7帖。

9月18日再来邀诊,头晕头痛明显缓解,大便一日一次,右侧肢体无力好转,舌脉未变,守上方减制大黄为6g,再进7帖。以后多次会诊仍以原方略作增损连服一月之久,再诊右寸、关、尺三部脉滑、涩、数俱去,黄苔转白,大便正常,右侧肢体活动恢复良好,继续住院康复、针灸治疗。

按:本案脑出血病人经上级医院治疗好转后,转入我院住院作康复治疗,由于前医未仔细辨证识脉,以中风后遗症常用方剂补阳还五汤套治,导致原先好转之症状加重,会诊时我察其舌红,苔黄腻,脉右寸、关、尺三部均涩而滑数有力,大便多日未解,显然为痰、热、瘀互结于脉络,兼风痰上扰、腑气不通所致,《丹溪心法·论中风》云:"东南之人,多是湿土生痰,痰生热,热生风也。"我江南之地中风者,痰热者恒多,正如丹溪所言,便以黄连温胆汤加减清热化痰通络,橘红、半夏、茯苓、胆南星、全瓜蒌、黄芩、黄连、竹茹、枳壳清热化痰;地龙、丹参活血化瘀通络;制大黄通腑气,且有活血化瘀之力;天麻祛风化痰;通草引经入络,诸药相合,痰热得清,瘀血得化,脉络得通,故7剂药后诸症缓解,虽舌脉未复,病情已有转机,而痰瘀互结之病,要短期痊愈,也绝不可能,守方连服一个月,终于右寸、关、尺三部滑数涩俱去,黄苔转白,大便正常,右侧肢体无力明显好转,取得很好的疗效。

近几年,我在对中风病人有肢体障碍的脉诊探查中,发现无论脑出血、脑梗死病人,只要出现一侧肢体(包括上肢、下肢)活动功能不利甚至瘫软不用,同侧寸口脉三部总得涩脉,如1案气虚血瘀脉络,脉涩而无力,2案痰瘀互结脉络,脉涩而滑数有力;由于六指擒龙脉法特有的六指齐下之法,双手两寸口之脉可以从容相互比较,如1案右手寸口脉与左手寸口脉(病侧)相比较明显有力,2案左手寸口脉与右手寸口脉(病侧)相比较明显无力;双手齐下把脉的好处,由此显而易见。还有我认为,作为一个中医不去认真察色按脉,只凭其经验遣方用药,一般只能偶有中效,要想十全六七,实为难也,胸中就算有万般手段,也是下品。

(三) 头痛

罗某,男,34岁,农民,门诊号:586631。

患者既往有头痛病史,头颅MRI检查无明显异常,头痛经常反复发作。此次头痛5天,输液和"止痛片"口服无效,2014年3月25日来中医内科门诊,切脉左寸、关沉取有力而数,舌红,苔黄腻,诉左侧颞额时时灼热疼痛,有跳动感,很是痛苦,辨为心肝火旺、上扰清空之头痛,拟清热疏肝、祛风凉心、通络止痛为法,清空膏加味:羌活10g,防风10g,柴胡10g,黄芩10g,黄连6g,炙甘草6g,大川芎20g,香白芷10g,冬桑叶10g,牡丹皮10g,生山栀10g,夏枯草30g,5帖。

4月1日来院复诊,头痛已止,左寸病脉已平,脉左关沉取仍数而有力,心火已去,肝火未息,拟先祖清泻肝火法加减:冬桑叶10g,牡丹皮10g,生山栀10g,夏枯草30g,杭白菊10g,薄荷6g(后下),5帖。

按:《医宗必读·头痛》云:"东垣清空膏,诸般头痛皆治,惟血虚头痛,从鱼尾相连者勿用。"我在临床上治疗诸多头痛不论外感内伤,大多用清空膏加减辨证汤剂治疗,屡获佳效;本例病人有反复头痛病史,切脉得左侧寸、关二部脉沉取均数而有力,左寸、关二部沉取应心肝,数而有力为心肝火盛之象,其头痛有灼热感、舌红苔黄为热性头痛指征,即以清空膏加味清热祛风止痛,"巅顶之上,惟风可到",急性头痛必定夹有风邪,故以羌活、防风祛风止痛,黄芩、黄连清其心火,桑叶、丹皮、山栀、夏枯草实为先祖研究叶天士方药总结的清肝泻火法去钩藤是也,为泻肝火利器,重用川芎通窍活血定痛,由于痛在颞额部,为少阳、阳明经交接处,故入柴胡、白芷引经,炙甘草调和诸药。众药相合,心肝之火得除,巅顶经络得通,邪风得祛,故 5 帖后头痛便止,左寸病脉已平,为心火已下,左关沉取仍数而有力,为肝火未息,为防头痛反复,纯用先祖清肝泻火法加菊花、薄荷宣透之品,扫除肝经余火。

(四)耳鸣

吕某,男,45 岁,银行职员,门诊号:576349,2015 年 1 月 2 日初诊。

患者诉 2 个月前无明显诱因下出现耳鸣,伴口苦、胃胀、嗳气,自服"耳聋左慈丸"多瓶无效,近一周来症状加重,严重时耳鸣如飞机起飞时之轰鸣声,不绝于耳,嗜黄酒,日一斤余,舌红,苔黄腻,左右两关部轻取滑数有力,诊为痰热阻窍型耳鸣,拟清热化痰通窍为法,蒿芩清胆汤出入:青蒿 10g,黄芩 10g,川黄连 6g,炒枳壳 10g,竹茹 10g,姜半夏 10g,化橘红 10g,白茯苓 10g,通草 6g,石菖蒲 15g,广郁金 10g,炙远志 10g,生山栀 10g,7 帖,嘱忌食辛辣之品,戒酒。

1 月 10 日二诊,耳鸣明显好转,仍有口苦、胃胀等,舌脉未变,原方加芦根 30g,10 帖。

1 月 21 日三诊,切两关脉滑数有力之象已去,舌红,苔薄黄,耳鸣已除,惟胃脘部略有胀满而已,处以平胃二陈汤加枳壳、黄芩、苏梗 5 帖,调养脾胃。

按:耳鸣病古今以来向以肾虚、脾虚论治为多,但任何病证都有虚实两端,如本例病人脉两关部轻取均滑数有力,左关轻取应胆,右关轻取应胃,滑数有力为痰热、湿热壅盛之实证,胆胃湿热密布,互为影响,日久炼湿为痰,痰热遇气得升,上扰耳窍,故时时耳鸣伴口苦、胃胀、嗳气,舌红,苔黄腻为痰热上泛于舌所致,实证"耳聋左慈丸"填肾当然无效,而用俞根初之蒿芩清胆汤加味甚合病情,以芩、连、栀清胆胃之热,且能燥湿,竹茹清热止呕,枳壳下气化痰,橘红、半夏和理理气化痰,菖蒲、郁金、远志、通草专通耳窍,茯苓利湿,综合全方,可使胆胃之热清、之痰化,胃气得和、耳窍得通,酒与辛辣助温生热,均当戒忌;二诊虽舌脉未复,但耳鸣已明显好转,乘胜追击,加芦根以增清透之力,再续服10 帖,果然耳鸣止、病脉平,惟略有胃脘痞胀而已,以平胃二陈汤加味调养即可。

（五）血瘀发热

蒋某,女,66岁,新昌中医院退休职工,门诊号:499089。

患者2015年1月15日发现肝门部胆管癌,已失去手术机会。2月27日由于高度黄疸在上海肝胆外科医院介入二科行胆管内支架置入术,左侧成功,右侧失败,置胆道外引流管引流。曾在上海某医馆由家属代述带抗癌中药28帖,连服8帖后腹胀甚,饮食剧减,我当即嘱其停服,以蒿芩清胆汤加味治疗,症状缓解,在家疗养,黄疸逐步消退,一直以蒿芩清胆汤加蛇舌草、三棱、莪术、藤里根等中药汤剂口服,病情稳定。3月18日夜突发高热,予布洛芬混悬液15ml口服,汗出热退,但第二天又热,请肿瘤科会诊,查血常规、C反应蛋白均在正常范围,考虑"肿瘤发热"予"新癀片"2片,饭后日三次口服,以后多日体温在38℃至39.5℃间反复,服退热药可退,但隔2至3小时旋升,体力日衰,饮食不进,3月23日夜我去看望,细观舌青紫边有瘀斑,苔薄黄,切脉左关部轻取重按均为涩而有力之象,诉自觉右侧胆道外引流管处发热,并有针刺样痛感,夜间口燥咽干,但不多饮,辨为血瘀发热,拟活血化瘀清热为法,血府逐瘀汤加味:软柴胡10g,炒枳壳10g,赤芍药10g,炙甘草6g,光桃仁10g,杜红花10g,全当归10g,生地黄10g,大川芎6g,桔梗10g,川牛膝10g,牡丹皮10g,广郁金10g,苏丹参15g,白薇10g,即去附近震元堂药店抓药一剂(白薇药店无货),立煎口服,当夜未再高热,晨起量体温37.5℃,与父亲商量,原方加生山楂30g,玄胡索10g续进,3帖。

3月25日下午再诊,脉左关部轻取重按仍有涩感,胃口已开,多次测量体温均已正常,胆道外引流管处发热、刺痛消失,准备黄疸降至正常去上海拔除左侧外引流管。

按:本例胆管癌病人自从服蒿芩清胆汤加味对证治疗后一直病情稳定,突然反复高热,让人手足无措,按"肿瘤发热"以"新癀片"口服无效,夜诊左关脉轻取应胆,重按应肝,涩为血瘀之象,加之舌青紫边有瘀点,自觉右侧胆道外引流管处发热刺痛、夜间口燥咽干不欲饮等均为血瘀之征,又回忆起上海胆道姑息支架术后3天,右侧外引流管与皮肤接口处时有鲜血渗出,现在想来,必是当时内置支架手术损伤肝胆血络,瘀血积留未去,日久瘀热内生,辨为肝胆血瘀发热,果断立以血府逐瘀汤加味治疗,当归、川芎、赤芍、生地养血活血;桃仁、红花、牛膝活血化瘀;柴胡、枳壳、桔梗理气行气;白薇、丹皮清热凉血;丹参、郁金活血定痛。合而用之,使血活瘀化、气行热退,由于辨证精准,药合病情,虽少一味白薇,亦1帖热退身凉,二诊加玄胡,为加重活血定痛之力,生山楂开胃又有活血之能,故一并加入,三诊时左关脉涩象已减,胃口开,多次体温测量已正常,疗效满意。

(六)慢性肺炎

梁某,女,39岁,教师,门诊号:572801,2015年1月17日初诊。

半年前患者单位体检,胸部CT发现两下肺小片影,考虑慢性肺炎,无咳嗽、咳痰等肺部症状,未予任何处理,以后多次胸部CT复查,病灶与前相仿,多次查血常规均在正常范围,今日来院门诊,要求中药治疗,诊脉右关沉取无力,舌边有齿痕,苔薄白,细问之下,诉大便较为溏薄,四肢乏力,胃纳欠佳,平时易感冒,辨为脾气虚弱、土不生金之证,以参苓白术散加减:炒党参30g,白茯苓12g,炒白术12g,炙甘草6g,炒薏苡仁30g,炒扁豆20g,怀山药15g,炒鸡内金10g,广陈皮10g,炒谷芽15g,炒麦芽15g,15帖。

2015年2月7日二诊,脉右关沉取还是无力,大便已成形,乏力及胃纳好转,原方加生黄芪30g,续进30帖。

3月8日三诊,右关沉取无力脉已起,大便正常,精神好,气力足,胃口佳,胸部CT复查,两下肺小片状影已吸收消散。

按:近年来,由于生活条件提高,不少单位和个人以胸部CT作为健康体检的常规项目,以致在正常人群中发现许多以前胸部X线片不能发现的问题,如肺部小结节、纤维灶、慢性炎症等,在一些老年人与体质较弱人群中,慢性肺炎检出率很高,但由于无肺部症状,血象正常,西医无特别的处理方法。近年来,我在门诊中发现这些无肺部症状的慢性肺炎病人,往往其右关脉沉按无力者为多,右关沉按应脾,无力为气虚之象,CT上虽为肺炎影像,实际上深层次却为脾气虚弱、土不生金所致,以健脾益气法中药汤剂口服1至2个月,常常可使胸部CT上的炎症消退。例如本案病人,除脉如上述以外,兼有便溏、乏力、纳差等脾气虚证候,方选参苓白术散加减,以党参、茯苓、白术、甘草、薏苡仁、扁豆健脾益气,山药、鸡内金、谷麦二芽开胃益食,陈皮化滞,桔梗载药上行,培土生金。因为切中病机,故二诊虽右关沉按无力脉未起,但大便成形,乏力、纳差好转,原方加黄芪增益气健脾之力,继续连服1个月,右关病脉顿起,脾虚症状皆除,胸部CT复查两下肺小片影消散,终于达到治疗目的。需要说明的是:临床上,许多此类病人无"治未病"的概念,中药也未提早干预,一逢劳累、外感往往诱发咳、哮、喘等肺部症状,此时其右寸沉按应肺部之脉常常会出现相应病脉。

（七）胃痞

骆某,男,48 岁,教师,门诊号:464040,2013 年 10 月 18 日初诊。

患者胃脘部胀闷不舒伴口苦、大便不爽、纳食不香,胃镜示:胆汁反流性胃炎,舌红,苔黄腻,脉右关浮取濡数,沉取有力,左关浮取滑数,重按弦硬,辨为湿热壅滞胆胃,阻滞气机,治以蒿芩清胆汤加减:青蒿 10g,黄芩 10g,姜半夏 10g,陈皮 10g,茯苓皮 10g,制川朴 10g,炒苍术 10g,通草 6g,绵茵陈 30g,炒枳壳 10g,紫苏梗 10g,川黄连 6g,竹茹 10g,枇杷叶 10g,7 剂,日一剂,分温服。

10 月 26 日二诊,诉服完 7 剂药后胃脘痞满明显减轻,口苦消失,纳增便爽,舌、脉同前,效不更方,守上方续进 10 剂,复诊见苔转白腻,脉左右两关均略滑而已,处温胆汤加芦根、滑石善后。

按:本例患者湿热壅滞胆、胃,阻滞气机,致胃脘痞满,故脉左右两关轻取濡而滑数,重按有力且弦硬,应脏腑为肝胆、脾胃实证,宜清疏不宜补中,一切病理,跃然脉上,方选蒿芩清胆汤化裁,以青蒿、黄芩、茵陈、虎杖、竹茹清胆透热,枳壳、川朴、陈皮、枇杷叶下气畅膈、宽中消痞,姜半夏和胃降逆,苍术利湿化浊,以通草代甘草,取其通窍之意,山栀通泄三焦,引热下行,诸药合用,胃随胆降,湿热分走,痞满自解。

（八）腰痛

潘某,男,55 岁,新昌柴油机厂工人,有糖尿病病史,门诊号:519288,2013 年 12 月 2 日初诊。

患者近一个月来工厂频繁加班,搬持重物,致腰脊部酸垂坠痛,两膝乏力,休息后可缓解,来院腰椎 X 线拍片无异常,舌淡苔白,两尺脉及右关脉沉取无力,伴便溏、纳差、头晕,辨为脾肾两虚,拟补中益气汤加味:生黄芪 30g,西党参 30g,生甘草 6g,炒白术 10g,全当归 10g,广陈皮 6g,升麻 5g,软柴胡 5g,枸杞子 15g,炒杜仲 15g,金狗脊 15g,川续断 15g,桑寄生 15g,川牛膝 15g,7 帖,12 月 8 日再诊,腰脊痛明显缓解,晨起时腰部仍有疼痛,纳增,头晕消失,右关脉已起,两尺脉仍细弱无力,恰届冬令,以补肾健脾壮腰为法,拟膏方一料调理:生黄芪 300g,西党参 300g,全当归 100g,大熟地 300g(砂仁 20g 拌入),山萸肉 300g,怀山药 300g,炒杜仲 150g,金狗脊 150g,川续断 150g,桑寄生 150g,川牛膝 150g,菟丝子 150g,补骨脂 150g,枸杞子 150g,仙灵脾 150g,巴戟肉 150g,炒白芍 100g,生白术 100g,白茯苓 100g,金雀根 300g,千年健 150g,五加皮 100g,大川芎 60g,鸡血藤 300g,佛手 100g,上药浓煎取汁,加入阿胶300g,黄酒300g,木糖醇500g,生晒参150g(另煎兑入)收成膏滋,早晚空腹各一匙开水冲服。

按:"腰者,肾之府,转摇不能,肾将惫矣",患者年过五十,肾气本已衰退,工厂加班劳力过度,伤及脾肾二脏,故两尺脉及右关脉沉取无力,腰脊部酸重坠痛伴乏力、纳差、头晕、便溏,"逸则气滞,劳则气散",以补中益气汤加味,重用黄芪、党参、甘草、白术补气健脾,配少量升麻、柴胡升提下陷之中气,加入杞子、杜仲、狗脊、川断、寄生、牛膝诸补肾壮腰之药,先后天共调,因药证符合,效果立见,然此疾"冰冻三尺,非一日之寒",必须缓缓图治,故二诊在原方基础上去升、柴,合入四物汤、鸡血藤,再加菟丝子、补骨脂、仙灵脾、巴戟肉、千年健、五加皮、山萸肉等填精补髓之品浓煎,用上好阿胶收成膏滋一料,长期口服,因有糖尿病史,故以木糖醇调味。

我在治疗一些慢性虚损疾病时,常常先以汤药取效,再宗其法加减制成膏方口服一段时间,取得很好的效果。

(九)风咳

张某,男,31岁,工人,门诊号:484480,2013年12月8日初诊。

患者反复咳嗽半年,多处就医,服药乏效,胸部CT扫描两肺无异常,现诊:咳嗽连续不断,受风或刺激气体后加剧,甚至咳至恶心、呕吐,咽痒少痰,伴便溏、乏力,舌淡苔白腻,脉右关沉按无力,右寸沉按滑而有力,辨为风痰上扰咽喉、气管之风咳,兼脾虚,先以祛风化痰止咳为法,予自订定风止咳汤加味:炙麻黄10g,苦杏仁10g,炙甘草6g,炙紫菀10g,百部10g,白前10g,桔梗10g,化橘红10g,荆芥10g,防风10g,紫苏叶10g,枇杷叶10g,炙款冬花10g,蝉衣10g,干地龙10g,白僵蚕10g,全蝎6g,诃子10g,7帖,日一帖。

12月15日复诊,诉咳嗽已明显缓解,遇刺激性气体仍有不停咳嗽,纳差、便溏依旧,舌脉未变,标证已缓,现应标本兼治,拟健脾益气止咳祛风为法,以自订固本绝咳膏加味:炙黄芪300g,炒党参300g,白茯苓120g,炒白术120g,化橘红100g,荆芥100g,防风100g,姜半夏100g,炙甘草100g,炒枳壳100g,桔梗100g,炙紫菀100g,百部100g,白前100g,紫苏叶100g,枇杷叶100g,炙款冬花100g,鸣蝉衣100g,干地龙100g,白僵蚕100g,炒牛蒡子100g,五味子100,蛤蚧一对(剪碎入煎),怀山药200g,炒鸡内金100g,炒谷芽150g,炒麦芽150g,炒薏苡仁300g,炒扁豆200g,上药浓煎取汁,加入阿胶300g,黄酒300g,冰糖500g,生晒参150g(另煎兑入),全蝎60g(研粉冲入),蜈蚣60g(研粉冲入),紫河车60g(研粉冲入),收成膏滋一料,早晚空腹一匙,开水冲服,遇外感发热、腹泻暂停服用。

2014年4月初,患者陪家人来就诊,反映一料膏方服完咳嗽完全缓解,乏力、便溏已除,面红,胃纳佳,声音洪亮,按六脉平和有力,嘱其今年冬至前后再来院膏方调摄。

按:张某久咳半年不愈,诸药无效,咽痒少痰,咳嗽受风或接触刺激气体后明显,此类病人临床十分常见,近贤谓为"风咳",风邪犯肺与气管、咽喉,肺失宣肃,肺气上逆于咽喉,故咽痒咳嗽,"咽痒"二字,对风咳诊断甚为重要,西医以"过敏性咳嗽"命名,认为与机体免疫力下降有关;我认为本病病机本虚标实,较为复杂,"肺不伤不咳,脾不伤不久咳,肾不伤不喘",右寸沉按滑而有力,为风痰在肺上扰咽喉、气管,右关沉按无力,为脾虚之候,虽两尺脉无殊,久咳必定伤肾,临床治疗,要分两步走,第一步治标,治肺止咳,予自订定风止咳汤疏利肺气、祛风止咳,待咳嗽缓解,则第二步肺、脾、肾脏三调,标本兼治,予自订固本绝咳膏增损,往往收到良好的远期疗效。如本案风咳患者比较典型,先以自订定风止咳汤祛风化痰止咳,咳嗽时间较长,故加诃子以收肺气。得效后转以自订固本绝咳膏标本兼治,因乏力、便溏、纳差等脾虚症状明显,故参入参苓白术散意,加山药、扁豆、薏苡仁、鸡内金、谷麦二芽健脾开胃;咽痒阵阵,故加牛蒡子疏风利咽,五味子上能敛肺,下能滋肾,恰合病机,故增入。本例病人由于辨证准确,用药适宜,汤药与膏方衔接顺利,所以疗效满意。

附:定风止咳汤

炙麻黄10g	苦杏仁10g	炙甘草6g	炙紫菀10g
百部10g	白前10g	桔梗10g	化橘红10g
荆芥10g	防风10g	紫苏叶10g	枇杷叶10g
炙冬花10g	蝉衣10g	干地龙10g	白僵蚕10g
全蝎6g			

本方以三拗汤合止嗽散加味而成,方以麻黄、荆芥、防风、苏叶疏风宣肺,紫菀、百部、白前、杏仁、杷叶、冬花降气化痰止咳;桔梗苦辛宣肺,甘草调和诸药,甘桔相配又有利咽止咳之功;风咳患者之所以迁延不愈、容易反复,主要在于久病"风"与"痰"纠缠于肺、气管、咽喉之络脉不去,故加入蝉衣、地龙、僵蚕、全蝎诸虫类药入络搜风祛痰,"风"与"痰"一去,症状立见缓解;对于风咳病人,首先要解除病人咳嗽、咽痒症状,以提高病人治疗信心;咳嗽咽痒特别剧烈者,可加白附子5g入煎剂,以加重祛风痰之力,此即"牵正散"意也。

固本绝咳膏

炙黄芪 300g　炒党参 300g　白茯苓 100g　生白术 100g

化橘红 100g　荆芥 100g　　防风 100g　　姜半夏 100g

炙甘草 60g　　炒枳壳 100g　桔梗 100g　　炙紫菀 100g

百部 100g　　白前 100g　　前胡 100g　　紫苏叶 100g

枇杷叶 100g　炙冬花 100g　蝉衣 100g　　干地龙 100g

白僵蚕 100g　蛤蚧一对(剪碎入煎)

上药浓煎取汁,加入东阿阿胶 300g,黄酒 300g,冰糖 500g,生晒参 150g(另煎兑入),紫河车 60g(研粉冲入),全蝎 60g(研粉冲入),蜈蚣 60g(研粉冲入)收成膏,早晚空腹各一匙,开水冲开服用。

固本绝咳膏为在定风止咳汤的基础上合入玉屏风散、六君子汤加味而成。长期风咳病人往往腠理不固,故以芪、术、防益气固表,使风不得贸然而入,"脾不伤不久咳",故以六君子汤健脾化痰,"脾为生痰之源",源清则流自洁,脾健表固,则风不得入,痰不得生;又以定风止咳汤祛风化痰止咳,桔梗、枳壳一升一降,助众药理肺化痰,加生晒参另煎兑入以增强益气健脾之力,紫河车与蛤蚧补肺肾、益精血、定咳喘;加蜈蚣与全蝎一起研粉冲入收膏,使搜络定风痰之力愈大。综观全方,肺、脾、肾三脏标本兼顾,既祛风化痰止咳,又健脾益气固表,故在"风咳"中后期的治疗中,往往一料膏方吃完,诸症皆除,再无反复。有条件者,可加冬虫夏草研粉冲入收膏,效果更佳。

(一〇)肺胀

章某,男,62 岁,儒岙镇农民,门诊号:10347069,2013 年 11 月 27 日初诊。

患者有慢支病史,反复咳嗽、咳痰伴胸闷、气急,历时已久,加重 1 个月,当地卫生院及县人民医院输液两周,症状不减,胸部 CT 扫描:两下肺感染,血常规正常,现咳嗽、咳出大量黄绿色痰,伴气急胸闷,痰液咳出后症状有所缓解,舌红苔黄腻,右寸沉按滑数有力,肺部听诊可闻及哮鸣音,辨为肺胀(痰热壅肺型),拟麻杏二三汤合清金化痰汤加减:炙麻黄 10g,苦杏仁 10g,通草 6g,桔梗 10g,炒枳壳 10g,制川朴 10g,化橘红 10g,姜半夏 10g,茯苓皮 10g,老苏子 10g,炒莱菔子 10g,白芥子 10g,淡黄芩 10g,桑白皮 10g,鱼腥草 30g,金荞麦 30g,肥知母 10g,浙贝母 10g,瓜蒌子 10g,海浮石 10g,干地龙 10g,枇杷叶 10g,炙冬花 10g,冬瓜仁 30g,10 帖。

12 月 6 日二诊,诉服药后痰量明显减少,咳嗽、胸闷、短气均有好转,舌红、苔黄腻及脉右寸滑数尚存,考虑经年老疾,"当以岁月求之",以自订清肺化霾膏加味一料缓图:炙麻黄 100g,苦杏仁 100g,通草 60g,桔梗 100g,炒枳壳 100g,化橘红 100g,姜半夏 100g,茯苓皮 100g,老苏子 100g,炒莱菔子 100g,白芥子 100g,淡黄芩 100g,桑白皮 100g,鱼腥草 100g,金荞麦 300g,肥知母 100g,浙贝母 100g,瓜蒌子 100g,干地龙 100g,天竺黄 100g,胆南星 100g,竹茹 100g,生薏苡仁 300g,干芦根 300g,冬瓜子 300g,瓜蒌皮 100g,炒苍术 100g,制川朴 100g,金银花 300g,上药浓煎取汁,加入西湖藕粉 500g,冰糖 500g,文火收成清膏,每日饭后一匙,开水冲服,日 3 次,忌辛辣、酒、蒜等动火之品。

2014 年 1 月 10 日来院复诊,诉膏方已服完,咳嗽、咳痰已基本消失,仍感乏力、纳少,劳作及上楼梯后觉短气胸闷,舌淡苔白,脉右关及两尺沉按无力,此为标证去本证现也,拟健脾补肾为主,制成膏滋方一料:炙黄芪 300g,炒党参 300g,白茯苓 100g,炒党参 300g,炙紫菀 100g,五味子 100g,山萸肉 300g,怀山药 200g,姜半夏 100g,生白术 100g,炙甘草 60g,化橘红 100g,炒枳壳 100g,桔梗 100g,大熟地 300g(砂仁 30g 拌入),桑白皮 100g,苦杏仁 100g,炒杜仲 150g,炒鸡内金 150g,炒谷芽 150g,炒麦芽 150g,金狗脊 150g,川续断 150g,桑寄生 150g,淮牛膝 150g,菟丝子 150g,补骨脂 150g,仙灵脾 150g,枸杞子 150g,制黄精 150g,制首乌 150g,前胡 100g,蛤蚧一对(剪碎入煎)。上药浓煎取汁,加入阿胶 300g,黄酒 300g,冰糖 500g,生晒参 150g(另煎兑入),紫河车 60g(研粉冲入)收膏,早晚空腹各一匙,开水冲服。

2014 年 4 月初患者以颈痹来院就诊,诉膏滋方服完后,诸症皆愈,今春下田劳作用力,气不喘胸不闷,五年来从未有如此感受。

按:患者反复咳嗽、咳痰伴胸闷、气急多年,现咳嗽、咳大量黄绿色痰,舌红,苔黄腻,右寸脉滑数,此为痰盛壅肺,郁久生热,痰热互结于胸肺,辨为痰热壅肺型肺胀,方用北京焦树德老先生麻杏二三汤合清金化痰汤加减(麻杏二三汤实际上为麻杏合二陈汤、三子养亲汤出入也),以麻黄、杏仁、桔梗宣发肺气,二陈汤理气化痰,以通草代甘草,取其通窍之意,苏子、莱菔子、白芥子三子降气化痰,入枳壳、川朴行气宽胸;以黄芩、桑皮清泄肺热,知贝二母与瓜蒌子、海浮石清肺化痰,痰多呈黄绿,故加鱼腥草、金荞麦、冬瓜子清肺热化浊痰,而杷叶、冬花为吾降气化痰止咳的常用药对,地龙上食湿土下饮黄泉,善分湿、痰与热胶结之患,各药相合,宣肺清热、化痰宽胸,药味虽多,但主次分明,杂而不乱,故 10 帖后明显见效;多年顽疾,非短期可瘥,且舌红苔黄腻脉滑数等痰热之证未除,不击鼓再进,恐炉火再燃,即以自订清肺化霾膏合三子养亲汤、平胃散加味,制成素膏一料口服,三诊患者咳嗽、咳痰已基本消失,劳力后仍有乏力、胸闷、腰酸,黄腻苔已去,脉转为沉细,痰热标证已去,肺、脾、肾虚证出现,即以健脾补肾为主,参合《永类钤方》补肺汤加减,肺、脾、肾三补,熬成膏滋方一料口服,膏方服尽多年肺胀病基本缓解。

附:清肺化霾膏

苦杏仁 100g	通草 60g	桔梗 100g	炒枳壳 100g
化橘红 100g	姜半夏 100g	茯苓皮 100g	淡黄芩 100g
桑白皮 100g	鱼腥草 100g	金荞麦 300g	肥知母 100g
浙贝母 100g	全瓜蒌 300g	干地龙 100g	天竺黄 100g
胆南星 100g	竹茹 100g	生苡仁 300g	干芦根 300g
冬瓜子 300g	金银花 300g	海浮石 100g	

上药浓煎取汁,加入西湖藕粉 500g,冰糖 500g,文火收成膏,每日饭后一匙,开水冲服,日 3 次,忌辛辣、煎炸食品。

2013 年 11 月至 2014 年 2 月间,久旱无雨,冬暖似春,雾霾满天,患呼吸道疾病的病人突然成倍增多,以前有慢性肺病者则加重;尘埃入肺,日久必定化为痰热,迁延日久,治疗颇感棘手。余闭门苦思,结合近几年来运用膏方的经验,手订清肺化霾膏,以黄芩、桑白皮、鱼腥草、金荞麦、金银花清散肺热,二陈汤理气化痰,茯苓用皮,去甘草之滞用通草更显轻灵去痰之功,二母、海石、瓜蒌、胆星、竹茹清化热痰,地龙上食泥土下饮黄泉,自能吞尘却埃,众药相合,共奏清热化痰除霾之功,并以西湖藕粉、冰糖甘凉开胃之品收成素膏长期口服,我在这段雾霾天气里大量应用于呼吸道疾病中辨为痰热阻肺者,临床疗效十分确切,而且患者反应此膏入口甘饴,无汤药苦涩难咽之弊。

(一)眩晕

(1)益气降压治眩晕

俞某,男,42 岁,个体经商,门诊号:519288,2014 年 1 月 2 日初诊。

患者两周前去广州进货,旅途奔波无日夜,回新昌后开始出现头晕、头痛,伴乏力、纳差、便溏,多次去医院检查,测量血压在 150/100mmHg 左右,头颅 CT 正常,抽血查肝肾功能、血脂、血糖、男性肿瘤指标均在正常范围,心血管科建议口服降压药,患者拒绝,来我院中医内科门诊,要求中药口服,现测量血压 152/98mmHg,头晕、头痛明显,不能站立,面色苍白,伏案休息后减轻,诉说病史声低无力,双目昏花,舌淡苔白,右关脉沉取无力,拟益气定眩为大法,补中益气汤加味:炙黄芪 30g,生晒参 20g,炙甘草 6g,炒白术 10g,全当归 10g,广陈皮 10g,升麻 6g,柴胡 6g,枸杞子 30g,明天麻 10g,双钩藤 15g,杭白菊 10g,香白芷 10g,蔓荆子 10g,大川芎 10g,炒白芍 10g,大熟地 15g,荷叶 6g,10 帖。

2014 年 1 月 12 日再诊,头晕、头痛明显好转,力增,BP:145/90mmHg,白天劳累后晚上仍有头晕、乏力,胃纳可,舌淡苔白,右关脉重按仍无力,为稳固疗效,前方加味制成膏滋方:炙黄芪 300g,炒党参 300g,炙甘草 60g,炒白术 100g,全当归 100g,广陈皮 100g,升麻 60g,柴胡 60g,大熟地 150g(砂仁 20g 拌),明天麻 100g,双钩藤 200g,杭白菊 100g,大川芎 60g,炒白芍 100g,荷叶 60g,白蒺藜 100g,制首乌 150g,制黄精 150g,山萸肉 300g,怀山药 300g,菟丝子 150g,补骨脂 150g,仙灵脾 150g,炒杜仲 150g,桑寄生 150g,川牛膝 150g,上药浓煎取汁,加入阿胶 300g,鹿角胶 150g,黄酒 300g,生晒参 200g(另煎兑入)收成膏,早晚空腹各一匙,开水冲服。

2014 年 2 月 24 日三诊,膏方已经服完,诉劳力后亦不觉头晕、乏力,舌淡红,苔薄白,六脉搏动有力,面色红润,多次附近诊所量血压正常,现 BP:135/80mmHg,对治疗效果颇感满意。

(2)清肝升压治眩晕

王某,男,67 岁,退休干部,门诊号:502127,2013 年 12 月 2 日初诊。

患者头晕伴恶心 1 个月余,多次测量血压偏低,颈部 CT 示:颈椎间盘突出,去多家医院针灸、推拿、牵引及中药治疗,均无效,展视前医中药处方,基本补中益气汤与生脉饮之类,刻诊:头晕,时有恶心,垂眉不语,舌红,苔黄腻,口有臭味,BP:85/55mmHg,左关脉沉按滑数有力且弦硬,辨为肝阳风火上扰清窍致眩晕,拟平肝镇阳、清火息风为法,天麻钩藤饮合《叶方发微》清肝泻火法加减:明天麻 12g,双钩藤 20g,杭白菊 10g,石决明 30g(先煎),生山栀 10g,淡黄芩 10g,白蒺藜 10g,冬桑叶 10g,牡丹皮 10g,夏枯草 30g,苦丁茶 10g,竹茹 10g,干芦根 30g,枇杷叶 15g,14 帖。

12 月 16 日二诊,BP:98/65mmHg,头晕服药后已明显缓解,恶心感消失,舌红苔黄,左关脉滑数,守前法加入滋养肝肾药制成膏滋方一料:明天麻 100g,双钩藤 200g,杭白菊 100g,石决明 300g,生山栀 100g,淡黄芩 100g,白蒺藜 100g,冬桑叶 100g,牡丹皮 100g,苏丹参 300g,夏枯草 300g,苦丁茶 60g,荷叶 60g,干芦根 30g,炒杜仲 150g,桑寄生 150g,川牛膝 150g,女贞子 300g,墨旱莲 300g,桑椹子 150g,小胡麻 100g,制首乌 150g,制黄精 150g,佛手片 60g,生地黄 150g,山萸肉 300g,白茯苓 100g,建泽泻 100g,枸杞子 300g,全当归100g,生白芍100g,大熟地150g,上药浓煎取汁,加入龟板胶300g,冰糖300g,鲜石斛150g(另煎兑入)收成膏,早晚空腹各一匙,开水冲服,忌辛辣动火之品。

2014年2月1日来院复诊,一料膏方服完后头晕消失,舌脉正常,多次去附近测量血压正常范围。近日用眼过度觉双目干涩,嘱杞菊地黄丸口服。

按:众所周知,血压过高与血压过低均可引起眩晕,中医治疗常规思维为低血压眩晕益气升压定眩,高血压眩晕平肝降压定眩,但验之临床,有合有不合,例如案1俞某血压升高头晕头痛,但伴乏力、纳差、便溏等脾虚之证,舌脉亦呈现气虚,用平肝降压定眩法肯定不合病情,故以益气定眩为法,补中益气汤合四物汤加味治疗,方中芪、参、术、草补气健脾,归、地、芍、芎四物养血补血,血充气亦足,升、柴、荷升举下陷之中气,蔓荆子、白芷止头痛,杞子、天麻、钩藤、菊花滋肝肾定眩晕,上药合用,方证对路,故10剂后症状缓解,血压亦下降。为求长效,原方加入首乌、黄精、山萸、菟丝、杜仲等补益肝肾之药,并以阿胶、鹿角胶有情之物收膏口服,调理一段时间,症状消失,血压正常。而案2王某血压偏低头晕恶心,前医以常规思路益气升压定眩法无效,察舌苔黄腻、口有异味;把左关脉弦硬数有力,断为肝风化热上扰之实证,以先祖清肝泻火法合天麻钩藤饮加减,方中桑叶、白菊、钩藤、蒺藜清肝息风,丹皮泻肝凉血,山栀、黄芩、夏枯、苦丁清肝泻火,且山栀尚有引火下行之效,石决明体重潜阳平肝,天麻平肝止眩,竹茹、芦根、杷叶和胃止呕,诸药相合,共奏清火平肝定眩之功。药后诸症皆缓,为巩固效果,在原方基础上增入女贞、旱莲、桑椹、首乌、黄精、山萸、石斛等清养肝肾之品,并以滋阴潜阳的龟板胶收成膏方(黄酒易动肝火,故不用),待一料膏滋服尽,头晕消失,血压正常,效果明显。

此二眩晕病案,一反常规思路,益气以降压,清肝以升压,均取得良好的疗效;有人认为益气降压、清肝升压不可思议,但临床疗效实实在在摆在那儿,所以中医临床的关键在于辨证精确,抓住疾病的真正病机,像西医病名及血压数值等只能作为参考之用。在临证实战中,能圆机活法,知常达变,方为真豪杰。

(一二)便秘

竹某,女,39岁,嵊州市人,门诊号:450783,2013年11月2日初诊。

患者10年前产后开始出现大便秘结,近几年来症状加重,上厕所努挣不下,便结如栗,甚则一周大便不解,自服"肠清茶"可取效于一时,但停药后症状加重,察舌淡红,苔薄黄,右关脉沉按细弱无力,伴腰脊酸痛,略感腹胀,辨为气虚便秘,补中益气汤加味:炙黄芪30g,炒党参30g,炙甘草6g,生白术30g,全当归10g,广陈皮10g,枳壳10g,升麻6g,柴胡6g,苦杏仁10g,肉苁蓉30g,火麻仁30g,制大黄10g,生首乌10g,炒杜仲15g,桑寄生15g,川牛膝15g,7帖,蜂蜜1匙冲入煎汁中分温口服,日一帖。

2013年11月10日复诊,诉服药后矢气增加,大便已基本一天一次,腰脊酸痛依旧,舌苔薄黄,右关脉沉按仍无力,守上方去生首乌,加柏子仁,减制大黄量为5g,10帖,仍冲入蜂蜜口服。

2013年11月21日三诊,大便一直正常,腰酸痛已缓,右关重按还是无力,考虑多年便秘,需长期口服中药才能调正,以自订益气养血润肠膏加味:炙黄芪300g,炒党参300g,炙甘草60g,生白术300g,全当归100g,广陈皮100g,炒枳壳100g,升麻60g,柴胡60g,大熟地300g(砂仁30g拌),肉苁蓉300g,火麻仁300g,苦杏仁100g,柏子仁150g,郁李仁150g,光桃仁100g,炒杜仲150g,金狗脊150g,川续断150g,生白芍150g,制首乌150g,制黄精150g,桑寄生150,川牛膝150g,上药浓煎取汁,加入阿胶300g,黄酒300g,蜂蜜500g,生晒参150g(另煎兑入)收膏,日一匙早晚空腹开水冲服。

2013年12月5日四诊,患者诉服膏滋方后大便一直正常,腰酸痛消失,右关脉已起,为巩固疗效,原方再制成膏滋一料,改为1天1次开水冲服。

2014年2月上旬来电:"第二料膏方已服完两周,再无便秘之苦,非常感谢。"嘱平日忌辛辣味重之品,每天冲服蜂蜜若干润肠。

按:此患者10年前产后气血亏损,种下病根,气虚则大肠传送无力,血亏则肠道失荣,发为长期便秘,服泻药无疑饮鸩止渴,使症状加重,伴腰脊酸痛,右关脉沉按细弱无力,右关脉沉按应脾,脾气虚弱,无力推动肠道蠕动导致便秘,以益气润肠为大法,补中益气汤加味治疗,方中黄芪、党参、白术、炙草健脾益气,重用生白术兼有通便之功(白术少量止泻,大量生用则通便),升、柴升提清气,清气升则浊气降,陈皮、枳壳"鼓风扬帆",促进大肠蠕动,当归补血润肠,麻仁、杏仁、蜂蜜皆能润肠通便,且杏仁能降肺气,肺与大肠相表里,肺气降则大肠气亦降矣;杜仲、牛膝、桑寄生、肉苁蓉壮腰,肉苁蓉兼有润肠通便之功,因便秘日久,少加制大黄、生首乌通其腑气,全方益气润肠壮腰并进,药证合拍,故服药后大便正常,再诊守上法减大黄为5g,首乌改为制过,加柏子仁增强润肠之力,10帖后腰痛已缓,大便一直正常,以自订益气养血润肠膏加味制成膏方长期口服,二料服完,再无便秘之虞。

附:益气养血润肠膏

炙黄芪 300g   炒党参 300g   炙甘草 60g   生白术 300g

全当归 100g   陈皮 100g   炒枳壳 100g   升麻 60g

柴胡 60g   大熟地 300g(砂仁 30g 拌入)   肉苁蓉 300g   火麻仁 300g

苦杏仁 100g   柏子仁 150g   郁李仁 150g   光桃仁 100g

生白芍 150g   制黄精 150g   制首乌 150g   川牛膝 150g

大川芎 50g   黑芝麻 300g

上药浓煎取汁,加入阿胶 300g,黄酒 300g,蜂蜜 500g,生晒参 150g(另煎兑入)收膏,早晚各一匙,空腹开水冲服。

本方以补中益气汤合四物汤加诸润肠通便之药构成,对气血虚损引起的长期便秘治疗尤为适合,方以参、芪、术、草益气健脾,大剂应用生白术更为本方用药特色,阿胶、四物汤加制首乌、制黄精、黑芝麻养血润肠,蜂蜜、肉苁蓉、诸仁润肠通便,其中肉苁蓉尚有补肾壮腰之功,杏仁降肺气则大肠气亦下行,升、柴升清气,陈皮、枳壳降浊气,川牛膝能引药下行,诸药相合,共奏益气养血润肠之效。我在气虚、血虚、气血二虚便秘的巩固治疗中灵活加减,广泛应用,"气为血帅,血为气母",气血相依,互为唇齿,不必如教材气虚秘、血虚秘这样死板分类论治。

(一三)体外碎石后结石不下

(1)补气润肠祛尿石

张某,女,37 岁,新昌制药厂工人,门诊号:10752203,2014 年 1 月 4 日初诊。

素有便秘,7 天前腰腹部剧痛,伴恶心、呕吐,去新昌人民医院就诊,B 超示:右输尿管下段结石 6mm,立即予体外超声波碎石治疗,并口服金钱草颗粒排石,腹痛呕吐均缓解,但腰痛不减,5 天后人民医院第二次 B 超复查示:右输尿管下段结石 4mm,去泌尿外科会诊,建议住院手术,患者拒绝,经人介绍来我院中医科门诊。本院 B 超复查:右肾窦稍分离,右输尿管下段结石 4mm,察舌淡苔白,形丰面苍,动则汗出,乏力腰痛,尿清无血,纳少便秘(大便已 5 天未解),右关脉沉按无力,辨为脾气亏虚致石滞不下,拟补中益气汤加味:炙黄芪 30g,炒党参 30g,炙甘草 6g,生白术 30g,苦杏仁 10g,全当归 10g,广陈皮 10g,炒枳壳 10g,升麻 6g,柴胡 6g,炒杜仲 15g,金狗脊 15g,川续断 15g,桑寄生 15g,川牛膝 15g,肉苁蓉 30g,火麻仁 30g,制川军 10g,金钱草 50g,7 剂,蜂蜜一匙冲入煎剂中,日一剂,分温服。

　　服药至第 5 天,患者腰腹部夜间突然剧痛,接着随尿排出长条形结石一枚,第二天来院 B 超复查:双肾及输尿管正常,诉大便两天一次,已不干结,舌淡苔白,右关脉仍无力,守上方去制大黄,减金钱草为 30g,续服 7 帖。

　　2014 年 1 月 19 日患者再次复诊,诸症均基本缓解,惟右关脉仍无力未起,守上法去金钱草加补肾之品,拟自订益气养血润肠膏加减制成膏滋一料:炙黄芪 300g,炒党参 300g,炙甘草 60g,生白术 300g,全当归 100g,广陈皮 100g,升麻 60g,柴胡 60g,枳壳 100g,炒杜仲 150g,金狗脊 150g,川续断 150g,桑寄生 150g,川牛膝 150g,肉苁蓉 300g,火麻仁 300g,柏子仁 150g,菟丝子 150g,补骨脂 150g,仙灵脾 150g,枸杞子 150g,巴戟肉 150g,大熟地 300g(砂仁 30g 拌),制黄精 150g,制首乌 150g,上药浓煎取汁,加入阿胶 300g,黄酒 300g,蜂蜜 500g,生晒参 150g(另煎兑入)收膏,早晚各一匙,空腹开水冲服。近日患者怀二胎来本院妇产科检查,特来我门诊相谢,云自服膏滋后多年习惯性便秘痊愈,开春后身体感觉特别好,此次二度怀胎,亦有我的功劳。

　　(2)温通肾阳排顽石

　　吕某,男,38 岁,住新昌城关前牌轩,本院护士之弟,门诊号:464113,2014 年 6 月 11 日初诊。

　　患者 10 天前无明显诱因下出现右侧腰腹痛,为间歇性绞痛,恶心、呕吐胃内容物数次,伴便秘、乏力,即来我院急诊,做 B 超示:右侧输尿管结石 7mm,行体外超声波碎石,并抗炎(依替来星针)、解痉输液治疗,疼痛、呕吐、恶心缓解,以本院泌尿系结石协定方(炒鸡金 10g,金钱草 30g,海金沙 30g,郁金 10g,丹参 20g,炒白芍 30g,玄胡索 10g,失笑散 20g,生黄芪 30g,车前子 10g,滑石 20g,炙甘草 3g)口服,现 10 剂已服完,除腰痛、便秘外,无明显不适,B 超检查:右输尿管下段结石 4mm,其姐陪同来中医内科门诊,舌淡,苔白腻,持脉右尺沉按无力而迟,精神不振,畏寒怕冷,手按腰部,腰痛阵阵,小便清长,大便已 3 天未解,右肾区有叩击痛,右侧输尿管路径有压痛,辨为肾阳虚衰,石凝尿管,拟《济生》肾气丸加味:川桂枝 10g,制附片 10g,大熟地 30g(砂仁 3g 拌),山萸肉 30g,怀山药 30g,白茯苓 10g,建泽泻 10g,牡丹皮 10g,车前子 20g(包煎),川牛膝 15g,制大黄 10g,北细辛 3g,川续断 15g,桑寄生 15g,石韦 10g,肉苁蓉 30g,5 帖。

　　6 月 16 日凌晨 5 点,患者突发右侧腰腹部绞痛,剧痛难忍,排淡红色血尿,家属担心病情,立即住入本院泌尿外科 938 病床,住院号:126803,予解痉、止痛等对症处理,并积极术前准备,行右侧输尿管结石钬激光碎石取石术＋双J 管置入术,怎料上午 9 时上厕所小便时突然排出类圆形结石一枚,质软色暗,外表包有凝血,顿时疼痛缓解,神清气爽,B超检查:泌尿系无异常。由家属陪同,步入我门诊,要求继续中药治疗,右尺沉按仍无力而迟,舌淡苔白,诉便秘在服第一剂中药后即已正常,现觉腰痛隐隐,尿中有少量血丝,无尿痛,守前方加小蓟草30g,7帖。

2014年6月21日下午患者出院,一切情况良好,家属来门诊问宜忌,嘱口服《金匮》肾气丸以调复。

按:我院体外超声波碎石中心技术精良,本地及周边县市求治者如流,碎石后到中医内科配中药促进排石者很多。在大量临证中我发现,大部分病例为膀胱湿热蕴结证(舌红苔黄腻,小便短黄、脉滑数等),碎石后予以清热利湿、排石通淋法治疗(药用金钱草、海金沙、鸡内金、山栀、石韦、郁金、车前草等),一般两三天即可排出结石,5至7天后B超复查,一般尿石可排净,但也有少部分病人碎石后常规通淋排石无效,结石不下,细细辨证,往往一派虚象,今举近段时间来典型病例二案,大家一起探讨:例(1)张女案碎石后动则汗出、乏力腰痛、纳少、便秘、舌淡苔白,右关脉沉按无力,此为脾气虚不能鼓动输尿管、大肠蠕动,故碎石后多日尿石不下、便秘,用金钱草颗粒无效,处补中益气汤加味益气排石,方以参、芪、术、草益气健脾,重用生白术兼通大便,升、柴升清,陈、枳降浊,蜂蜜、杏仁、麻仁润肠,制军通腑气,"六腑一气贯之",大肠与膀胱、输尿管互有感应,一滞俱滞,一下俱下,苁蓉、杜仲、川断、枸杞、寄生、牛膝补肾壮腰,苁蓉兼润肠,川牛膝尚能引药下行,入金钱草以通淋排石,众药配合,益气、润肠、补肾、通腑、排石,药后结石顺利排出,原方去制川军再服7帖,复诊脉仍沉细无力,拟自订益气养血润肠膏(方药见于便秘案)加减制成膏滋口服调理。例(2)吕男案,碎石后以本院泌尿结石协定方口服,10帖后无动静,B超复查尿石仍存,察舌淡苔白,右尺沉按无力而迟,畏寒腰痛、小便清长、大便秘结,此是命门肾阳虚衰使尿石冰冻于输尿管不下。大肠阴寒则大便亦凝结难排,以《济生》肾气丸参合《金匮》大黄附子汤加味,方以《济生》肾气丸温补肾阳兼利水排石,肉苁蓉、大黄、附子、细辛温阳通便;大肠与膀胱、输尿管一气通之,大便得利则尿石亦下,杜仲、枸杞、川断、寄生、牛膝壮腰膝补肾气,肾气足则输尿管、大肠蠕动有力,川牛膝又善引药下行,诸药相合,共奏补肾壮阳排石之功,服药5天后凌晨患者突发腰腹剧痛伴尿血,急诊住院,准备外科手术治疗,不料小便时突然尿出结石,来门诊察色按脉,肾阳仍不足,腰痛隐隐不去,有尿血,只须阳光普照,使残石不凝,守原方加小蓟草,药后一切情况良好(未做手术),于2014年6月21日下午出院,建议《金匮》肾气丸长期口服温复肾阳。

在门诊中我发现很多肝胆、泌尿结石病患往往兼有便秘,考虑"六腑一气贯之"，胆、大肠、膀胱其实相互贯通，一腑不下，他腑必滞，尝夜读先祖遗案，每见先祖当年治疗胆石症病人，屡屡用生大黄开水泡冲入大柴胡煎剂得捷效，故我在治疗胆石症、尿石症病人时，亦使用大黄通腑，效果明显。本案二例病人俱已入虚候，脾、肾虚损致碎石后输尿管蠕动无力，使残石滞留不下，此时用常规清热利湿、通淋排石当然无效，而在仔细辨证后遣方用药效果明显，所以我们在临证中千万不要被西医病名所拘，使用协定处方也需要仔细察色、问诊、按脉，辨证准，才能用药灵。

（一四）转筋

黄某，女，68岁，退休教师，门诊号：10560381，2014年3月2日初诊。

患者反复双小腿抽筋两周，以夜间为甚，可缓解，自以为"老年人缺钙"，口服钙片无效，观舌淡红，苔薄白，六脉平和，体肥身胖，面色红润，声音洪亮，体位自如，胃纳佳，诉平常无任何不适，只是突然会小腿抽搐疼痛，连续不解，需反复按摩、休息才能缓解，但仍会发作，甚为难受，拟酸甘化阴养筋为法，芍药甘草汤加味：生白芍60g，生甘草10g，宣木瓜30g，川牛膝10g，伸筋草30g，3帖。

3月6日复诊，诉服药后小腿抽筋无发作，舌脉如上，守原方续进5帖以巩固疗效。

按：本例病人舌脉无殊，反复小腿抽筋，平常无任何不适，几乎无证可辨；心中彷徨无定，举笔难下，突然脑中忆起先祖当年用大剂芍药甘草汤加味（生白芍40～60g，生甘草10g，炒枳壳10g，川椒6g）治疗"肠痉挛""肠粘连"之痉挛性腹痛，屡获奇效，症虽异，但其病机相同，均为阴液耗损不能营养筋脉，故致筋脉阵阵挛缩疼痛，舌脉正常为阴液耗损尚未影响脏腑之故，宗先祖酸甘化阴法，略为增损，以大剂生白芍、木瓜配甘草酸甘化阴，伸筋草舒筋活络，川牛膝引诸药下行。诊毕，病人持方狐疑不去，问曰："区区五味药，能见效否？"余答曰："方虽简，但少而不漏，切合病情，请宽心服用。"结果一帖知，三帖小腿转筋再无发作。

（一五）泄泻

金某，男，64岁，农民，门诊号：482916，2014年1月3日初诊。

患者反复腹泻、乏力1年，伴腹痛、纳差、消瘦，在新昌人民医院住院检查，B超示：肝、胆、脾、胰、双肾无殊，胃镜示：浅表性胃炎，肠镜：未见明显异常，诊断为慢性肠炎，予中西药物治疗，疗效不显。刻诊，舌淡红，苔薄黄，脉左关沉按硬弦数有力,右关沉按细弱无力,大便1天4至5次,脐下腹痛即腹泻,大便带黏液,不成形,泻后腹痛止,辨为土虚木乘,脾虚肝郁之证,拟健脾疏肝为法,参苓白术散合痛泻要方出入:炒党参30g,白茯苓12g,炒白术12g,炒扁豆20g,广陈皮10g,石莲子10g,炙甘草6g,怀山药15g,炒薏苡仁30g,缩砂仁6g(后下),桔梗6g,川黄连6g,炮姜炭6g,生白芍30g,防风炭6g,荷叶6g,炒鸡内金10g,炒谷芽10g,炒麦芽10g,日一帖。

1月14日复诊,患者腹泻已减为1天2次,且泻时已无腹痛,胃纳增加,脉右关沉细无力依旧,左关硬弦数明显见缓,药已见效,为使效果长久,守原方加味制成膏滋方一料:炙黄芪300g,炒党参300g,炒白术150g,炒扁豆300g,炒薏苡仁300g,广陈皮100g,石莲子100g,炙甘草60g,怀山药200g,炒鸡内金100g,炒谷芽150g,炒麦芽150g,缩砂仁60g,桔梗60g,川黄连60g,炮姜炭60g,生白芍200g,防风炭60g,荷叶60g,补骨脂100g,肉豆蔻60g,白茯苓100g,软柴胡100g,制香附100g,上药浓煎收汁,加入阿胶300g,黄酒300g,冰糖300g,生晒参150g(另煎兑入)收膏,每天早晚各一匙,开水冲开服用。

按:本案患者反复腹痛、腹泻伴消瘦、纳差1年,曾去医院住院全面检查,均未见明显器质性病变;脉右关沉按细弱无力,左关沉按硬弦数有力,脐下腹痛即泻,泻完痛止,显然为脾虚肝乘之证,以健脾疏肝止泻为法,参苓白术散合痛泻要方加味治疗,方以四君子汤健脾益气,陈皮、砂仁、桔梗、扁豆、山药、莲子、薏苡仁利湿健脾,白芍药养血柔肝止腹痛,防风炒炭与荷叶升清止泻,炒鸡金、谷麦二芽和脾开胃,黄连燥湿厚肠,炮姜温中止泻,为余喜用之止泻药对。处方后不久,患者持电脑处方单上来询问:"我青年时常在你祖父处门诊,你祖父处方一般药仅七八味,你为什么处方有十九味之多,是否可以减少。"余哑然而笑,答曰:"有是证用是药,老先生兼证较多,需要各方兼顾,药味虽多,但杂而不乱,请试服,观效再商。"10帖后见效,腹泻缓解,腹痛消失,胃纳增,脉左关硬数见缓,右关沉细无力依旧,老年人脾虚难以骤复,即以前方为主,加补骨脂、肉豆蔻补火生土,再加柴胡、香附增疏肝之力,生晒参另煎兑入益增补气、健脾之力,以阿胶、冰糖收成膏滋长期口服。

关于药味多寡之说,本人认为要视临床实际情况斟酌,如兼证少、主证突出者,应提倡药精量足,少而不漏,如前面转筋案,既能解除病痛,又减少病人经济负担;但有些复杂疾病,迁延日久,兼证繁多,此则必须"重复用药,药仍有力",药味又不得不多,近如名家施今墨、周仲瑛提倡大复方用药治疗一些病机复杂的疾病,远如孙真人《备急千金要方》独活寄生汤治疗诸风久痹,药味虽多,但主次分明,杂而不乱。我们后学应该边效法边临床边摸索前辈经验,长期浸淫其中,必定能提高自己的临床疗效。

(一六)失眠

马某,女,43 岁,嵊州市小学教师,门诊号:413210,2013 年 11 月 20 日初诊。

患者失眠伴胃脘不适半年,嵊州市人民医院神经内科诊断为焦虑症,口服氯硝西泮片,睡眠质量有所改善,最近 1 周来,因工作调动不能适应,症状加重,现入睡困难,睡去则多梦易醒,时有幻觉,心情烦躁,易发怒,胃脘痞满,口苦嗳气,咽中如有物塞,虽口服氯硝西泮片加量亦无济于事,察舌红,苔黄腻,两关脉轻取滑数有力,辨为胆胃不和,痰热上扰于心,拟清热化痰、安神定惊,以黄连温胆汤加味:川黄连 6g,肉桂粉 3g(后下),炒枳壳 10g,竹茹 10g,姜半夏 10g,化橘红 10g,白茯苓 10g,通草 6g,生薏苡仁 30g,酸枣仁 30g,炙远志 10g,龙齿 30g(先煎),生牡蛎 30g(先煎),珍珠母 30g(先煎),夜交藤 30g,合欢皮 20g,生山栀 10g,北秫米 30g,射干 10g,木蝴蝶 10g,胆南星 10g,干芦根 30g,10 帖,日一帖,半下午(15 点到 16 点)及睡前分温口服。

12 月 1 日二诊,患者服药后诸症好转,已能睡六七个小时,心烦减少,咽喉症状消失,舌红苔黄,两关脉轻取还是滑数,效不更方,守上方去射干、木蝴蝶,10 帖。

12 月 12 日三诊,已能正常睡眠,氯硝西泮片已减少至每夜 1/3 片,苔黄已退,两关部脉滑数已平,偶有胃部不舒,守上方合平胃散出入调理。

按:本例患者长期失眠伴多梦、心烦、胃脘及咽喉不适,舌红,苔黄腻,两关脉轻取滑数有力,左关轻取应胆,右关轻取应胃,滑数有力为痰热亢盛之象,左寸沉按应心,数而有力主热,辨为胆胃不和,痰热上扰于心,拟黄连温胆汤合交泰丸、半夏秫米汤加减,以半夏、橘红、茯苓、枳壳健脾化痰、理气和胃,山栀、黄连、竹茹、胆星清心降火化痰,龙齿、牡蛎、珍珠母镇心安神,枣仁、远志、合欢皮养心安神,射干、木蝴蝶利咽化痰,芦根甘淡化湿,而黄连、肉桂、半夏、秫米和合阴阳。综合群药,清热化痰、养心安神、利咽和胃,服 20 帖后已能正常睡眠,氯硝西泮片减至每日 1/3 片,胃脘与咽喉症状消失,取得满意效果。

(一七)慢性肠炎里急后重

(1)何某案

何某,女性,49 岁,教师,门诊号:10300299,2007 年 11 月 7 号初诊,患者 1 年前因大便溏薄,日 5～6 次,伴下腹痛、里急后重,去某医院就诊,肠镜示:

慢性结肠炎,即用西药治疗(药名不详),症状明显缓解,大便日 1～2 次,下腹痛消失,但里急后重加重,诉时常肛门下坠、小腹胀满、有大便意,日如厕十几次,但又拉不出什么东西,苦不堪言,严重影响生活,曾去某医院中医科门诊,迭服补中益气汤加味 50 余贴,竟无寸效,舌淡红,苔薄白,左关脉沉按硬涩有力,证属气滞后重,拟逆磨煎原方 5 贴,2007 年 11 月 12 号再诊,患者诉症状明显缓解,再守原方 7 贴,症状消失。

按:慢性肠炎属中医"泄泻""肠澼"等范畴,脾虚湿盛是导致本病发生重要因素。在临证中本人发现,很多慢性肠炎患者经中西药物积极治疗后,腹痛腹泻等症状明显缓解,但往往里急后重迁延难愈,甚至加重,此时其主要病机又常常转为气滞大肠,先贤刘河间云:"调气则后重自除",本人宗其法,以行气升提为主,自拟逆磨煎(软柴胡 10g,枳实 10g,生白芍 15g,生甘草 6g,台乌药 10g,槟榔 10g,升麻 10g,薤白 10g,广木香 10g,葛根 10g)加减治疗,多获良效,清·薛生白《湿热病篇》中云:"后重有虚实之异:实为邪实下壅,虚由气虚下陷……治疗后重者,有行气、升补之殊。虚实之辨,不可不明。"可知后重亦有虚实,虚证宜升补,补中益气汤是也;实证宜行气,逆磨煎是也。本例患者小腹胀满、里急后重,舌脉均为肝郁气滞之象,且久服升补之剂乏效,可知属实证无疑也,故投以逆磨煎而得效。逆磨煎实由四逆散合四磨汤加减而成,方中四逆散疏肝行气,调理肝脾,加薤白能通大肠以泻气滞,加葛根、升麻以增升提之力,四磨汤中沉香药性趋下,恐有碍升提,故去之,换以木香更增行气消滞之功,人参滞气,故亦去之。

逆 磨 煎

软柴胡 10g　　枳实 10g　　生白芍 15g　　生甘草 6g

台乌药 10g　　槟榔 10g　　升麻 10g　　薤白 10g

广木香 10g　　葛根 10g

(2)董某案

董某,男,64 岁,农民,门诊号:10318860,2008 年 3 月 3 日初诊。

患者反复腹泻、下腹胀痛、里急后重半年余,去某医院就诊,诊断为慢性肠炎,予肠炎宁糖浆及氟哌酸胶囊口服,腹泻有好转,但下腹胀痛及里急后重不愈。现诉日腹泻 2～3 次,口渴,大便后肛门灼热感明显,大便呈黄褐色,小腹胀痛并有下坠感,里急后重明显,舌淡红苔黄腻,右寸脉轻取滑数,左关脉沉按硬涩有力,证属:肝郁气滞,湿热下注于大肠,治以疏肝行气升提,清热利湿止泻,用逆磨煎加味:软柴胡 10g,枳实 10g,生白芍 30g,生甘草 6g,台乌药 10g,槟榔 10g,升麻 10g,葛根 15g,黄芩 9g,黄连 6g,马齿苋 20g,服 5 贴后,症状减退,效不更方,续服 7 贴,诸症皆解除。

按:本例患者右寸脉轻取滑数,右寸脉轻取应大肠,滑数为湿热亢盛之象,左关脉沉按硬涩有力为肝气郁滞实象,气滞后重外,兼有大肠湿热,故用逆磨煎行气升提外,合用葛根芩连汤以清热利湿,方中以柴胡、枳实、木香、乌药、槟榔理气,以升麻、柴胡、葛根升提,黄芩、黄连、马齿苋清化大肠湿热,葛根用至 15g 以增升提清热之力,有腹痛故生白芍加至 30g 以缓急止痛,药证合拍,故见效明显。

(一八)阴虚发热

杨某,男,62 岁,外科 807 床,住院号:82182。

2011 年 10 月 10 日夜,患者骑自行车与小车相撞,致头部、腿部等多处皮肤裂开出血疼痛,送来本院急诊,经检查及清创缝合后,门诊以"全身软组织挫伤"收住入院,患者既往有心房颤动史 1 年余,长期服用阿司匹林、救心丸;查体 T36.7℃,脉搏:86 次/分,呼吸:20 次/分,血压:122/91mmHg,神清、痛苦貌、面部、左膝内下、左踝等处可见渗血,心律绝对不齐,初步诊断:①多处软组织挫伤。②鼻骨骨折。③心房颤动。治疗上,根据经验予美洛西林预防感染及输液等支持对症治疗。第 2 天查 CT 示:鼻骨粉碎性骨折及鼻中隔骨折,C5 棘突骨折;请骨科会诊,考虑 C5 棘突骨折位置尚可,予颈托外固定。五官科会诊,鼻骨骨折、鼻中隔偏移,建议 2 周后手术治疗,并予呋麻滴鼻净滴鼻用。2011 年 10 月 23 日夜间 8 时,患者突然出现高热,最高达 39.3℃,无畏寒寒战,第二天晨起即热退身凉,但 10 月 24 日夜 8 时又定时出现高热,10 月 25 日晨起即退,稍感头痛、头晕,感全身酸痛不适,稍感咽部不适,复查血常规及生化正常,故请中医内科会诊。余至患者床前,察舌红无苔,舌根部略有黄苔,左尺脉沉按细数无力,两颧红,诉口干咽燥,纳差,大便干且两天一次,小便短黄,心烦多梦,手足心热。辨为阴虚发热,兼有湿热,拟滋阴清热兼利湿,清骨散加味:炙鳖甲 30g,肥知母 12g,生地黄 15g,牡丹皮 10g,银柴胡 10g,胡黄连 10g,白薇 10g,地骨皮 10g,黑玄参 30g,原麦冬 15g,川石斛 20g,干芦根 30g,滑石粉(包煎)20g,生甘草 5g,淡黄芩 10g,大秦艽 10g,青蒿 10g,7 贴,嘱患者当天下午(3 点至 5 点)服头煎,临睡前服 2 煎。当夜即无发热,连续观察 7 天,无发热,诸证皆减,惟觉纳差,胃脘痞满,口淡、恶心、口干燥,察舌红,苔薄黄,左尺脉沉按无力已起,但仍有数感,右关脉轻取滑数,拟清热利湿和胃略带滋阴,平胃散合增液汤加味:炒苍术 10g,厚朴花 6g,广陈皮 10g,生甘草 5g,滑石粉(包煎)20g,干芦根 30g,黑玄参 30g,生地黄 10g,原麦冬 10g,川石斛

15g,胡黄连 6g,扁豆花 10g,7 贴,嘱半上午(9 点到 10 点)服头煎,半下午(15 点到 16 点)服 2 煎。

11 月 8 日,余去病房随访,患者正在办理出院事宜,纳食可,已无口干,头晕,恶心,一般情况可,舌淡红,苔薄黄,右关脉滑,为之疏方平胃散加石斛、北沙参、芦根、滑石善后。

按:"阴虚发热"属中医内科"内伤发热"范畴,其发作迁延,病机复杂,综观古今医案,记述较少。本例患者车祸致全身多处疼痛渗血,出血过多,以致阴血不足,无以敛阳而引发阴虚发热。左尺脉沉按应肾水,细数无力为阴虚火旺之象,两颧红,小便短黄,心烦多梦,手足心热等均为肾阴虚明证,用清骨散加味滋阴清热,患者舌根部苔略黄腻,为兼有湿热之象,故加入芦根、六一散之流,渗湿于热下,由于辨证清楚,方药适当,服药当天即无发热,连续观察 7 天,夜间无发热,诸症皆减,取得良好疗效,半下午及临睡前服药是取午后为阳盛之时,服滋阴中药以制虚浮之阳。二诊发热已退,惟觉口淡纳差、痞满、口干、头晕,舌红苔薄滑,左尺脉沉按无力已起,右关脉轻取滑数,此为阴液已复,但胃中湿热又起,故拟清热利湿与滋阴并举,直恐"灰中有火",拟平胃散合增液汤加味。三诊,诸恙皆平,右关脉滑为脾胃间有余湿,拟平胃散加川石斛、北沙参、芦根、滑石等轻灵之品收功。

(一九)三叉神经痛

吕某,男,56 岁,2008 年 10 月 5 日初诊。

患者右侧面部阵发性如刀割样疼痛 1 个月余。现症见:右侧面部阵发性刀割样痛,多因洗脸、刷牙、进食时诱发,表情痛苦,舌红,苔薄黄,左关脉重按有力弦硬而数,西医诊断为三叉神经痛。曾在当地医院多次治疗不缓解,辨为头风病,系肝经风火上扰清空所致,治宜平肝祛风、通络止痛:川芎 15g,白芷 10g,白菊花 10g,白芍药 20g,细辛 5g,全蝎 5g,炒山栀 10g,丹皮 10g,生甘草 5g,七剂后右侧面部疼痛减轻,发作次数明显减少,左关脉重按仍有力弦硬,守上方加减调理半月余,肝脉平,痛渐愈。

按:三叉神经痛发作痛势甚剧,我自临证以来诊治多例,多系劳倦过度、肝血沸腾,内部风火夹痰上扰清空所致,左关重按(肝部脉)有力弦硬而数就是明证,本例病人用细辛、川芎、白芷活血祛风止痛,佐全蝎搜风通络,更以白芍药、菊花、山栀、丹皮平肝泻火,用药到位,故效果明显。随着左关肝脉渐平而病愈。

（二〇）产后恶露不绝

丁某,女,32岁,2006年8月8日初诊。

患者分娩时出血较多,产后月余仍然恶露不绝,伴自汗出,面色㿠白,气短懒言,胃纳欠佳,苔薄白,右关脉重按无力,右尺脉轻按无力,诊为产后气虚,恶露不绝,治宜补气摄血固冲,党参20g,蜜黄芪25g,炒白术12g,蜜甘草5g,当归身10g,陈皮5g,升麻6g,柴胡6g,益母草15g,阿胶珠12g,三剂后恶露即止,过几日又有恶露淋漓,上方加熟地黄20g,炒白芍15g,枸杞子15g,又进7剂,诸症均解,病脉亦起。

按:《胎产心法》云:"产后恶露不止……由于产时损其气血,虚损不足,不能收摄,或恶血不尽则好血难安。"患者因产后失血,气随血耗,气虚下陷,冲任失固不能摄血,以致恶露不绝,气虚卫表不固,则自汗出,右关脉重按应脾,右尺脉轻按应子宫,无力为虚,脾和子宫气虚,无力固摄冲任,治以补气摄血,首用暂效,未得巩固,续用方中加入熟地、炒白芍、枸杞子以补养肝肾,又因产后"多虚多瘀"的病机特点,故投益母草祛瘀止血,连续服用1周,病脉起,恶露终去。

（二一）胎漏

吕某,女,36岁,2008年3月20日初诊。

患者妊娠3个月余,因操持家务劳倦过度,一周前感腰疼神疲,近三天少腹重堕感,阴道漏红,色暗量少,前来就诊,诊见面色㿠白,腰疼乏力,心悸气短,舌质淡,脉右关重按细而无力,右尺轻按无力,诊为胎漏,治宜固摄冲任,安胎养血:党参30g,蜜黄芪30g,生白术12g,阿胶珠12g,炒侧柏12g,仙鹤草30g,蜜甘草6g,熟地黄20g,当归身10g,生白芍15g,三剂后出血止,上方加桑寄生12g,炒杜仲20g,再服七剂,右关尺脉有力,各症悉除。

按:本例患者劳倦伤脾,气血亏虚,冲任失固,以致胎元不固,阴道漏红,右关脉重按无力、右尺脉轻按无力为脾与子宫气虚,无力升举胎元,有欲堕之候,以参、芪、术、草益气健脾,熟、地、归、芍养血补血,侧柏、阿胶珠、仙鹤草止血,桑寄生、杜仲固胎,药对病情,故脉起血止症除。

（二二）颈痹

(1)田某案

田某,女,35岁,工人,门诊号:648637,2011年6月2日初诊。

诉1周前晚班十一点回家,以冷水洗头,第二天晨起即颈项酸痛,转动不便,连及胸背,头痛如裂,终日昏昏沉沉,多处针灸推拿,症状不减。刻诊,舌淡,苔白腻,六脉浮取俱硬紧而滑,辨为外感寒湿着于颈项经络之颈痹病,拟乌头汤加味:制川乌20g(加蜂蜜1匙先煎半小时),生麻黄10g,川桂枝10g,葛根15g,生白芍15g,宣木瓜15g,炙甘草6g,羌活10g,防风10g,大川芎15g,全当归10g,千年健15g,北细辛3g,5剂,2011年6月8日再诊,精神振作,头痛已去,颈项部活动自如,六脉紧硬感已去,一身轻松。

(2)章某案

章某,男,58岁,乒乓球教练,为我多年好友,2015年11月某日,突发颈背酸痛,肩背活动受限,来我院放射科行MRI检查,在等待过程中,适逢我陪岳母胸透体检于走廊,再三要求为其探脉诊察,至交盛情,不便推脱,置其双手于膝盖,六指诊脉,六脉平和,惟浮取略有硬紧之感,问其汗否,曰:"无汗",舌红,苔黄腻,知其素喜烟酒,故不足为凭,辨为风寒湿着于颈项经络,阻塞脉道,发为酸痛,为其处葛根汤加味祛风散寒、利湿通络:葛根20g,生麻黄6g,川桂枝10g,生白芍10g,炙甘草6g,生姜10g,红枣15g,全当归10g,大川芎6g,羌活10g,秦艽10g,防风10g,北细辛3g,威灵仙15g,千年健15g,海风藤15g,3帖,带回自煎。2周后有事来医院,特来诊室一坐,曰:上次中药真灵,一帖后颈背酸痛全清,二帖后已可参加乒乓球训练。

按:风寒湿三气杂至,合而为痹;其邪气着于颈项部经络,即为颈痹,表现为颈项酸痛,甚至连及上肢肩臂;案(1)田女夜间冷水洗头,寒湿着于头颈经络,致头痛欲裂,颈项不利,症状较重,六脉浮取俱有紧硬而滑之感,为外感寒湿之邪入肌,循头颈经络触动寸口脉所致,寒主收引,故脉管收缩呈硬紧之象,滑脉主湿重,病理脉机既清,治疗方法随之而出,用乌头汤加味急驱经络寒湿,制川乌用至20g散寒温经止痛,为降毒增效,特加一匙蜂蜜先煎半小时,葛根、芍药、甘草、木瓜酸甘缓急解"紧",麻黄、羌活、防风、细辛、千年健利湿祛寒,归、芎活血通络,诸药相合,寒湿去,经络通,紧脉宽,滑脉除,痛苦消失,见效迅速。案(2)章男乒乓球教练,常有训练,汗出如雨,玄府敞开,寒邪随风乘隙入体着于颈项经络,故颈背酸痛,肩背活动不利,寒邪收引,致肌肤毛孔闭塞,故无汗,此病《伤寒论》早有明训:有汗桂枝加葛根汤,无汗葛根汤,遵法以麻黄、桂枝、羌活、防风、秦艽、千年健、细辛、海风藤、威灵仙祛风散寒胜湿,葛根、芍药升津舒经,姜、枣、草调和经脉营卫,归、芎活血通经,如此有制之师,何愁些许外邪不去,事实正是一剂知,二剂已。

以上二例颈痹患者,均为单纯外感病邪,尚未累及脏腑,这从指下脉象感觉便知,案(1)六脉浮取俱有紧硬而滑之感,为寒湿骤着经络所致,案(2)六脉平和,但细按浮取略有硬紧的脉象,为风寒入于经络形成,一为寒湿,一为风寒,脉下病理难遁,辨证既清,药有神助,如任其发展或治不得法,病邪久必循经影响脏腑,六脉脏腑分部病脉自然出现,这时势必难以速效。

(二三）胸痹

张某,女,58 岁,大佛寺村人,门诊号 646118,2011 年 3 月 16 日初诊。

胸部闷胀不适连及胃脘、后背不适半年,去人民医院住院检查,血常规、心电图、心脏 B 超、冠脉 CT、胸部 CT 均无明显异常,胃镜示:浅表性胃炎。口服西药促胃动力无效,最近几周大便溏薄,日三四次,经亲戚介绍,来我处门诊,面色㿠白,舌淡红,苔白,脉右关部沉按无力而迟,起指卸力浮取依然,辨为脾胃虚寒,寒气上逆阻于胸府,阳微阴弦,发为胸痹顽疾,拟附子理中汤合枳实薤白桂枝汤加味:炒枳壳 10g,制川朴 10g,全瓜蒌 30g,薤白 10g,川桂枝 10g,制附片 10g,炒党参 15g,半夏 10g,炒白术 10g,5 帖。

2011 年 3 月 23 日二诊,右关脉浮沉脾胃二部依旧迟而无力,但诉胸部闷胀感明显减轻,守上方加川椒 6g,7 帖。

2011 年 4 月 1 日三诊,右关脉沉按无力,浮取已有力道,胸闷及后背不适感消失;食饱后胃脘略有痞满,便溏依旧,胃腑寒已去,脾脏虚未复,拟香砂六君子汤加味:广木香 10g,缩砂仁 6g(后下),广陈皮 10g,姜半夏 10g,炒党参 30g,白茯苓 12g,炒白术 12g,炒枳壳 10g,川朴花 10g,佛手柑 10g,紫苏梗 10g,14 帖。

2011 年 4 月 18 日四诊,面色红润,大便成形,诸症消失,右关重按脾部脉已搏动有力,中午食大碗炒年糕胃脘无不适。

按:患者胸部闷胀不适及背半年,所有西医检查基本已做,根据胃镜以胃炎给予西药治疗无效,只能以中医胸痹论治,脉右关部轻取沉按均为迟而无力之脉,右关部主脾胃,迟而无力为虚寒之象,从脉即可知此为脾胃虚寒型胸痹病无疑,舌淡苔白、面色㿠白可为佐证,《金匮要略·胸痹心痛短气病脉证并治》云:"胸痹,心中痞气,气结在胸,胸满,胁下逆抢心,枳实薤白桂枝汤主之,人参汤亦主之",正合本案病症,以要略中二方相合,党参、白术健脾;干姜、桂枝、附片散寒,枳壳、川朴、瓜蒌、薤白宽胸,甘草滞气增痞故去之,二诊症虽减,但右关病脉未改善,加川椒 6g 以加强温中驱寒之力,三诊右关脉浮取已有力,胃脉先起,症状大减,而同部沉按无力,为脾脏虚损未复,故便溏依旧,以香砂六君子汤加味缓图,半月后果然右关部沉按脾部病脉起,诸症消失,脾健胃康,已可食大碗年糕。

（二四）盗汗

吴某，男，54 岁，律师，门诊号：602870，2009 年 11 月 13 日初诊。

患者 1 月来每夜睡至半夜全身汗出，内衣被湿透而醒，伴多梦、乏力，现诊舌红，苔黄厚腻，脉右关部滑数有力，左尺沉按无力而数涩，询问得小便黄赤、大便黏腻如溏泥，肛门灼热，便后不爽，嗜黄酒，辨为肾阴亏虚，脾胃湿热氤氲肌表，化汗而出，拟清热利湿止汗兼滋肾阴，当归六黄汤加味：全当归 10g，生地黄 15g，熟地黄 15g，川黄连 6g，淡黄芩 10g，黄柏 10g，生黄芪 30g，生山栀 10g，山萸肉 30g，煅龙骨 30g（先煎），煅牡蛎 30g（先煎），浮小麦 30g，五味子 10g，麻黄根 6g，碧桃干 15g，糯稻根 30g，5 帖。

2009 年 11 月 18 日再诊，症状依旧，舌脉同前，正在察色按脉细心求探脉机之时，忽闻其满口酒气，询问得知其每日聚朋招友喝酒，每餐必黄酒 7 两装 1 瓶，劝其忌酒及辛辣之物，前方加枳椇子 20g，15 帖。

2009 年 12 月 3 日再诊，盗汗已止，小便略黄，大便成形，苔腻已退，近几日来手足心时有发热，伴足跟阵阵酸痛，右关脉滑数已去，左尺脉沉按仍涩数无力，为脾胃湿热已清，肾阴虚损未复，虚火内动，拟滋肾阴降虚火，知柏地黄汤合大补阴丸加味：肥知母 10g，川黄柏 10g，生地黄 15g，大熟地 15g，山萸肉 30g，怀山药 30g，白茯苓 10g，建泽泻 10g，牡丹皮 10g，炙龟板 30g（先煎），川牛膝 10g，肉桂 2g（后下），川黄连 6g，缩砂仁 2g（后下），10 帖。

按：古书皆谓自汗多气虚，盗汗多阴虚，我认为诚如斯言；而《兰室秘藏》的当归六黄汤，前贤皆谓为治盗汗圣剂，我在盗汗病辨证试用也诚如斯言，屡用屡验，湿热重者，加重芩、连、柏用量或加山栀，阴虚重者加重二地用量或加山萸、龟板。如本例病人，舌红，苔黄厚腻，夜间盗汗如雨，寝衣如洗，脉右关部轻取重按均滑数有力，为脾胃二部湿热熏蒸之象，而左尺沉按涩数无力，为肾阴虚损、阴虚火旺之象；从脉、症、舌参合分析，大致为湿热遍布脾胃，热邪化火煎熬肾水，水液奔腾，透肌而出，便为盗汗，盗汗日久，必致肾阴亏损，用当归六黄汤加味治疗，以生熟二地、山萸滋肾中真阴，芩、连、柏加山栀清热燥湿，当归养血增液，汗出过多，卫表不固，故加生黄芪、麻黄根、煅龙牡、五味子益气固表，浮小麦、碧桃干、糯稻根甘凉收汗，诸药合用，共奏滋阴泻火、固表止汗之功。5剂后症状同前，舌脉未变，细询病史，得知患者服药期间黄酒酣饮依旧，想我古越为黄酒之乡，人民加饭少饮则活血开胃益处多，吴君贪杯无量，下肚黄酒化为湿热，致脾胃湿热去又复来，这样盗汗病如何能愈。力劝其忌酒及辛辣，并用原方加枳椇子以解体内酒毒,半月后复诊,果盗汗止,苔腻退,右关脾胃病脉平,说明脾胃间湿热已去;左尺脉沉按仍涩数无力,并手足心时热,足跟酸痛,说明肾阴未复,内火蠢动,以知柏地黄汤合大补阴丸加味滋阴降火,其中用肉桂、砂仁引火下行、固本清源。

(二五)痤疮

孔某,女性,29岁,已婚,三花集团工人,门诊号:647577,2012年7月9日初诊。

患者1周前感冒咽痒后,右面颊部出现丘疹如刺,可挤出白色脓头,融合成片,去皮肤科门诊诊断为痤疮,予"皮疾灵"外涂并内服五味消毒饮加减中药汤剂,乏效。今日来我处中医门诊,现口渴喜饮,右颊痤疮痒痛色红,舌红苔黄,T37.5℃,小便黄赤,大便正常,六指把脉右寸沉按得数而有力之脉,辨为风热犯肺,肺热壅盛循经上行右颊作疮,拟清肺解毒透邪为法,麻杏石甘汤加味:生麻黄10g,苦杏仁10g,生石膏30g,生甘草6g,桔梗10g,金银花15g,连翘15g,炒牛蒡子10g,薄荷6g(后下),淡黄芩10g,地骨皮10g,桑白皮10g,地龙10g,蝉蜕10g,鱼腥草30g,蒲公英20g,枇杷叶10g,款冬花10g,7帖。

2012年7月17日二诊,面颊丘疹干瘪消退,颜色变淡,别处无新发,已无咳嗽咽痒,右寸病脉已平。

按:痤疮是毛囊、皮脂腺慢性炎症,为青壮年妇女常见病,临证体会:青春发育期阳热偏胜,病机单纯,治疗见效快,而壮年已婚之后往往热毒渗入血分,常常难疗。本案病人以感冒诱发,探脉右寸沉按肺部数而有力,为肺中实热之象,而右面颊部从中医望诊来讲属于肺部,肺热亢盛,循经从右颊处肌肤透出,发为色红痒痛痤疮,而咳嗽咽痛说明外感风热一直未愈,所以前专科用五味消毒饮常法清热解毒乏效,这是不明脉理不辨脏腑病位之过,用麻杏石甘汤加银花、牛蒡、薄荷清肺透热,黄芩泻白散泻肺火,鱼腥草、蒲公英清热解毒,地龙、蝉衣清散肺热,杷叶、冬花止咳化痰,肺热得透、得清、得散,宣肃复常,故丘疹退、咳嗽止、咽痛消,再诊右寸肺部病脉已平,说明肺经邪热已出。此案紧紧抓住右寸沉按肺部数而有力之病脉,准确定位肺脏热盛为痤疮病机关键,打破清热解毒凉血常规治法,从肺热论治,用方以清肺透热为主要方向,终于很快有效。

(二六)腰椎间盘突出症

潘某,男,39岁,儒岙镇农民,门诊号:647875,2010年8月13日初诊。

患者5天前下田地除草时突然出现右侧腰臀及下肢酸痛,来我院外科急诊，MRI 显示：L3-4、L4-5 椎间盘突出，硬膜囊受压，予医院协定独活寄生汤口服，症状无明显改善。后慕名去嵊州市三江城某整脊推拿门诊就医，一经整脊，反而症状加重，右下肢阵阵刺痛麻木，已不能屈膝行走，由家属背来我处中医门诊，舌红，苔黄腻，小便短黄，并诉疼痛处为火烧样刺痛，六脉轻取滑数有力而涩，沉按未及病脉，辨为下焦湿热，瘀血互结于经络，不通则痛，拟清热利湿、活血通络为法，四物汤加减：炒苍术 10g，川黄柏 10g，生苡仁 30g，川牛膝 15g，干地龙 10g，光桃仁 10g，杜红花 10g，全当归 10g，赤芍药 10g，大川芎 6g，益母草 30g，失笑散 20g(包)，乳香 10g，没药 10g，丝瓜络 10g，玄胡索 10g，10 帖。

2010 年 8 月 24 日二诊，疼痛大减，已能自行来诊，小便黄，腰臀及右下肢仍有灼热感，舌红苔黄，六脉轻取滑数有力，但涩感已去，经络中瘀血已去，湿热尚存，以四妙丸加味继续治疗：炒苍术 10g，川黄柏 10g，生薏苡仁 30g，川牛膝 15g，赤小豆 30g，干地龙 10g，防己 10g，忍冬藤 30g，10 帖。

按：腰椎间盘突出症为临床常见疾病，以腰脊酸痛连及下肢为主要见症，我院一般常规用协定独活寄生汤治疗，病人反映不错。但本例患者疾病开始为暑天劳作，湿热之气从肌肤侵入下肢经络，着于经络不去，虽 MRI 上示多个椎间盘突出，但实际上病从外感所得，尚未循经入里累及脏腑，故六脉轻取滑数有力，滑数有力脉象实际上说明湿热已流注于经络，急诊外科未重视中医脉诊，用经验协定独活寄生汤治疗，六脉沉取皆平和有力，说明此人肝肾不虚，气血充足，用此方补肝肾、壮气血套方自然乏效，去嵊州整骨，触及神经使压迫加重，致右下肢阵阵刺痛麻木，中医上来讲是不当手法致瘀血阻络，瘀血与湿热互搏于下肢经络，故六脉轻取滑数有力中带有涩感，滑涩反脉相激，使局部火烧样疼痛，不能行走；如今之计，只能清热利湿、活血通络共进，以苍术、黄柏、米仁、牛膝四妙丸清利下焦湿热，桃红四物汤(用赤芍)去地黄加地龙、益母草、五灵脂、蒲黄、乳香、没药、丝瓜络活血通络，玄胡行气止痛，大队活血药中用气药，气行则血行，10 剂后疼痛大减，但腰臀及下肢仍有灼热感，六脉轻取涩感已去，滑数有力依旧，说明下肢经络中瘀血已从湿热中分出，病入良途，以四妙丸加地龙、忍冬藤、赤小豆、防己清热利湿通络，扫除经络中湿热余邪可也。

(二七) 湿疹

(1)姚某案

姚某，男，15 岁，学生，门诊号：47778。

患者两脸颊近鼻根部皮损粗糙肥厚,瘙痒难忍,手抓后皮屑脱落。病程达一年之久,去上海、杭州多家医院诊断为"慢性湿疹",以中西药物内服外搽,无效。2013 年 7 月 2 日来我院中医内科门诊,面色苍白,舌淡苔白,左关脉沉按涩而无力,伴便秘,辨为血虚内燥,不能营养肌肤,拟养血润肤止痒,当归饮子加减:荆芥 10g,防风 10g,全当归 10g,生地黄 15g,赤芍药 10g,生白芍 10g,大川芎 5g,生黄芪 15g,白蒺藜 10g,蝉衣 10g,制黄精 15g,制首乌 15g,地肤子 10g,白鲜皮 10g,柏子仁 15g,10 帖。2013 年 7 月 14 日二诊,脸颊皮屑及剧痒明显减轻,便秘缓解,左关脉沉按仍无力而涩,效不更方,守上方连服两个月,10 月 1 日再诊左手关脉有力且涩感已去,脸颊皮损消失,皮肤无痒感,为防反复,以四物汤加制黄精、制首乌、丹参滋养肝血善后。

(2)章某案

章某,男,37 岁,小将镇小学教师,门诊号:612419,2014 年 9 月 12 日初诊。

患者素有湿热胃病,常来我处中药调理。一周前大小腿内侧突发丘疱疹,灼热瘙痒无休,抓破渗水,皮损鲜红,很像"带状疱疹",察舌红,苔黄腻,小便短赤,大便不爽,伴胃脘痞满,脉左右两关轻取、沉按均滑数有力,诊断为湿疹,为肝胆、脾胃间湿热熏蒸,下注下半身所致,拟清热利湿止痒,方选龙胆泻肝汤合平胃散加减:龙胆草 6g,生山栀 10g,淡黄芩 10g,紫苏梗 10g,软柴胡 10g,建泽泻 10g,川木通 6g,全当归 10g,生地黄 10g,车前子 20g(包煎),炒苍术 10g,制川朴 10g,广陈皮 10g,生甘草 5g,炒枳壳 10g,地肤子 10g,白鲜皮 10g,千里光 30g,蒲公英 15g,绵茵陈 30g,土茯苓 30g,7 帖。

2014 年 9 月 20 日二诊,丘疱疹颜色变淡,且干瘪,瘙痒明显减轻,胃脘不适感尚存,舌脉如前,守上方减枳壳、陈皮,续服 10 帖。

2013 年 10 月 3 日三诊,两下肢遗留紫黑色丘疹瘢痕,略有胃脘满胀,左关脉已复平和之象,右关脉轻取重按仍有滑数之象,脾胃湿热未全去,拟芩连平胃散加味:炒苍术 10g,制川朴 10g,姜半夏 10g,广陈皮 10g,白茯苓 10g,通草 6g,炒枳壳 10g,淡黄芩 10g,紫苏梗 10g,川黄连 6g,绵茵陈 30g,蒲公英 15g,紫草 10g,赤芍 10g,牡丹皮 10g,七帖。

2014 年 10 月 11 日四诊,下肢丘疹瘢痕变淡,胃脘不适感缓解,右关脉滑数之感已去,诉药味太苦,停药观察。

按:湿疹是一种过敏性炎症性皮肤病,慢性往往迁延难愈,皮外科常有"外科不医癣"之叹,案(1)徐孩病程较长,皮肤粗糙有屑脱落,正是难治性慢性湿疹,诊其右关脉沉按肝部涩而无力,正是肝脏血液干枯,难以营养肌肤之象,我在多例门诊中观察到,急性湿疹病发之时,总是以外风携带湿热之邪侵犯肌肤为多,而慢性湿疹则往往为肝血虚亏不能制肝木内风所致,"治风先治血,血行风自灭",故此案以荆防四物汤加黄芪、蝉衣、白蒺藜,补肝血、息内风并行,地肤子、白鲜皮止痒,黄精、首乌、柏仁养血润肠。群药合用,正是《济生》当归饮子之意,由于方证合拍,守方两个月,长期顽疾,竟得以缓解,右关肝部病脉亦起。而案(2)章老师突发下肢鲜红湿疹,瘙痒剧烈,左右两脉轻取沉按均滑数有力,两关部主肝胆、脾胃,滑数有力为湿热炽盛之象,结合舌红、苔黄腻、胃脘痞满、丘疹渗水、心烦口渴等,辨为肝胆湿热下注,脾胃湿热壅塞,治疗之法,惟疏肝脾,利胆胃,恢复中焦运化湿热之职,使湿热两清,以龙胆泻肝汤清肝胆实火和下焦湿热,再合以平胃散加茵陈、枳壳、蒲公英分清脾胃间湿热,热则热去,湿则湿去,不使两物胶结缠绵,再以地肤子、白鲜皮、千里光清热凉血止痒,二诊丘疱疹变淡,瘙痒减轻,虽舌脉未变,仍说明首方已对路,守方再续进10天,三诊丘疹已愈合,遗下色素瘢痕,诊左关病脉已平,表示肝胆湿热已去,右关病脉未消,说明脾胃间湿热尚存,胃脘痞满是脾胃运化之职欠健之故,以芩连平胃散加蒲公英、茵陈、半夏调脾胃、清湿热,四诊胃脘不适缓解,右关滑数之感消失,表示脾胃湿热已渐渐化去。

(二八)干燥综合征

梁某,女性,58岁,沙溪镇人,门诊号:647148,2013年1月3日初诊。

患者5个月前出现全身关节疼痛,去毗邻奉化市某中医门诊部治疗,带回几十帖祛风湿中药口服(未见药方),服药后不但全身关节酸痛未解,又增加口眼皮肤干燥,口渴咽干。其女儿为嵊州国泰医院护士,立即带去浙江省人民医院就诊,经检查诊断为"干燥综合征",予泼尼松片口服。现察舌红无苔,脸上皮肤干枯,双手如鸡爪,四肢关节酸痛,以上肢为甚,脉左关尺二部沉按涩数无力,辨为肝肾阴虚不能濡筋养脉,不荣则痛,拟滋阴养液柔筋为法,沙参麦冬汤加减:北沙参15g,原麦冬15g,肥玉竹10g,宣木瓜15g,生白芍15g,大秦艽10g,川石斛15g,佛手柑10g,大乌梅10g,黑玄参30g,生地黄15g,天冬15g,天花粉15g,青桑枝30g,大熟地15g,14帖。

2013年1月12日二诊,诉中药尚未服完,已感冒3天,咳嗽咽痛不已,干燥症状与关节痛未减,舌红绛无苔,脉除左关尺沉按涩数无力外,右寸重按现涩数无力之脉象,这是外感温邪从上袭肺伤阴,而其下肝肾之阴本亏,两虚相得,肺、肝、肾三脏之阴皆亏,今宜先滋肺阴为主,拟滋阴肃肺止咳:冬桑叶10g,甜杏仁10g,南沙参15g,原麦冬15g,桔梗10g,枇杷叶10g,炙款冬花

10g,天花粉 15g,百合 30g,炒牛蒡子 10g,薄荷 6g(后下),5 帖。嘱其先服本方,上次余下之药待咳嗽停止再服。

2013 年 1 月 22 日三诊,咳嗽 6 天前已止,后一直服用首诊方至今,四肢关节酸痛及口眼干燥明显减轻,舌红,已生白白一层薄苔,惟舌中心部仍无苔,右寸沉按涩数之脉已去,左关尺二部沉按涩数无力依旧,仍以滋阴柔筋为法,首诊方加山萸肉 15g,30 帖。

2013 年 2 月 24 日四诊,口眼干燥及关节酸痛症状均已缓解,泼尼松片亦已减量,左关尺两部脉已恢复正常,舌中心部分亦已全部生苔,疗效满意,带原方 30 帖调复。

按:干燥综合征是一种主要累及分泌腺的慢性炎症性自身疾病,西医尚无好的根治方法,而中医治疗根据脉、舌、症辨证用药,常收到良好的效果,能控制其进展。本例患者初诊舌红无苔,脸上皮肤干枯,双手如鸡爪,四肢关节酸痛,脉左关尺沉按涩数无力为肝肾阴虚之象,下焦阴液亏乏,不能濡养四肢筋脉,不荣则痛。治疗上必须以填充肝肾阴血为法,用沙参、二冬、二地、玉竹、白芍、石斛、木瓜、乌梅、玄参、花粉大队滋养肝肾之品,加佛手理气不伤阴且防阴药过多碍胃,秦艽为风药中之润剂,能通络止痛不伤阴,至于羌活、独活等虎狼祛风药伤阴,此案决不可用;二诊干燥症状与关节痛不减,又见咳嗽咽痛外感,为温邪犯肺伤阴,故左关尺及右寸三部沉按均涩数无力,说明肺、肝、肾三脏阴液均已经枯涸,此时当先滋肺阴、肃肺气、止咳嗽,以沙参(用南沙参体轻入肺)、麦冬、花粉、百合滋养肺阴,甜杏仁、冬桑叶润肺化痰,桔梗、牛蒡、薄荷利咽止咳,待咳嗽止、肺阴复,再滋肝肾不迟。三诊右寸涩数病脉已去,表示肺阴复满,左关尺二部沉按涩数无力依旧,说明肝肾阴液尚未充盛,而四肢关节酸痛及口舌干燥症状减轻,舌苔已生薄薄一层(虽中心部分仍无苔),说明下焦肝肾阴液正在慢慢恢复,守原方加山萸肉益增滋阴之力,再连服一个月。四诊终于症状明显缓解,泼尼松片也减量,左关尺涩数无力脉已起,说明肝肾间阴液已恢复,舌中心无苔部分全部生苔更加提示下焦阴血满盛。

我在长期脉诊中体会到,肝主藏血,一切血燥血枯之病往往左关沉按之肝部脉涩而无力,说明血海已竭;各种原因引起的血热血盛或月经来潮前、妊娠往往左关沉按肝部脉滑利有力,说明血海满盛。

附：俞究经医案二则

家父俞究经老先生，年逾古稀，新昌县中医院副主任中医师，17岁开始随父浙江省名老中医俞岳真习医，尽得其传，在从医50余年的道路上，既发扬传统特色，又善于总结创新，由于长期诊务繁忙，无暇系统整理经验，以下二则医案，为其亲笔所记，特收录在尾，以飨读者。

一、咳嗽过敏性晕厥症

何某，男，72岁，2014年6月7日初诊，患者咳嗽痰鸣，胸部膨满，涨闷如塞，喘咳上气，发作加剧时肢体抖动，时有抽搐，好几次激烈咳嗽后晕倒，不省人事，醒后一切正常，苔白腻，脉弦滑，曾在本院呼吸科、浙一医院治疗，诊断为咳嗽过敏性晕厥症，根据上述证情辨为痰浊壅阻，蒙蔽神窍，形成痰厥，治宜化痰通窍、平肝息风：党参20g，炒白术12g，茯苓10g，甘草6g，陈皮10g，姜半夏10g，制南星10g，炒僵蚕12g，杏仁12g，地龙10g，蝉衣10g，钩藤15g，浙贝母10g，石菖蒲10g，炒远志10g，全蝎5g，七剂后症情减轻，上方加白芍药20g，白附子5g，七剂后咳嗽咳痰减少，偶有手足颤抖，守上方加减3周后诸症向愈。

按：前人曾有怪病属痰之说，本例患者为痰浊壅滞、气道不畅，发为痰厥，表现为咳嗽气促、胸部膨满、憋闷如塞，甚则肢体瞤动、时有抽搐、激烈咳嗽后晕倒、不省人事，总是痰浊在里作怪之故，以星附六君汤涤痰息风，加杏仁、菖蒲、远志开窍理气，又以钩藤、白芍药、僵蚕、地龙、全蝎平肝搜风通络，药症合拍，而奏全功。

二、肩痹（肩关节周围炎）

俞某，男，58岁，1983年3月28日初诊，患者左侧肩臂疼痛、抬举活动不利两个月余，现诊：左肩臂痛，以上举、后伸为甚，不能提重物，夜卧不安，舌质淡、胖大，苔薄白，脉弦细。西医诊为肩关节周围炎，治疗效果不太明显，中医诊为"肩痹""五十肩""漏肩风"，证属阳气不足，血不荣筋，寒湿阻滞经络，治宜温经散寒、祛风除湿、通络止痛：制川乌15g（先煎半小时），麻黄5g，白芍药15g，生黄芪30g，蜜甘草5g，羌活、片姜黄、桂枝、当归、海桐皮各10g，乌梢蛇

12g,五剂后疼痛减轻,上方出入加减调理半个月,症状消失。

按:本病案为气失温煦,血不荣筋,寒湿阻滞经络,治宜祛风利湿、温经散寒,药用川乌、麻黄温经祛寒,黄芪、当归补气活血,桂枝、白芍、炙甘草调营益卫,又以羌活、姜黄、海桐皮祛湿疏风,加入乌梢蛇搜风通络,使气血充足、寒散血活痛止。